脊髓损伤者生活自助手册

北京市残疾人康复服务指导中心
北京新生命养老助残服务中心 编

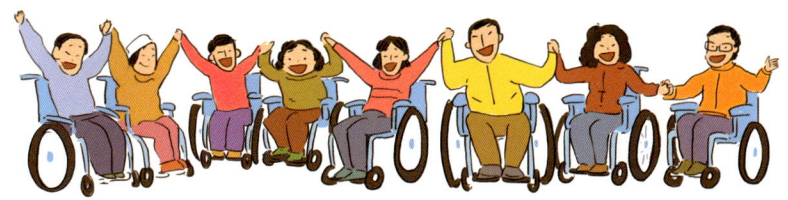

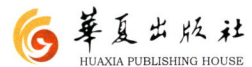
华夏出版社
HUAXIA PUBLISHING HOUSE

图书在版编目（CIP）数据

脊髓损伤者生活自助手册 / 北京市残疾人康复服务指导中心，北京新生命养老助残服务中心编 .—— 北京：华夏出版社，2017.12（2018.8 重印）

ISBN 978-7-5080-9376-5

Ⅰ.①脊… Ⅱ.①北…②北… Ⅲ.①脊髓损伤 – 康复 – 手册 Ⅳ.① R744.09-62

中国版本图书馆 CIP 数据核字（2017）第 299690 号

脊髓损伤者生活自助手册

编　　者	北京市残疾人康复服务指导中心 北京新生命养老助残服务中心
插　　画	马　亮
责任编辑	黄　欣
排　　版	汪佳卉
出版发行	华夏出版社
经　　销	新华书店
印　　刷	北京华宇信诺印刷有限公司
装　　订	三河市少明印务有限公司
版　　次	2017 年 12 月北京第 1 版 2018 年 8 月北京第 2 次印刷
开　　本	880×1230　1/32 开
印　　张	3.5
字　　数	70 千字
定　　价	39.80 元

华夏出版社　地址：北京市东直门外香河园北里 4 号　邮编：100028
　　　　　　网址：www.hxph.com.cn　电话：（010）64618981
若发现本版图书有印装质量问题，请与我社联系调换。

编委会

编　　者： 北京市残疾人康复服务指导中心

　　　　　　北京新生命养老助残服务中心

插　　画： 马　亮

监制单位： 中国肢残人协会

支持单位： 北京市残疾人联合会

　　　　　　北京市东城区残疾人联合会

本书中可能出现的英文解释：C代表颈椎，T代表胸椎，L代表腰椎，Spinal cord injury代表脊髓损伤。

前　　言

据相关调查数据显示，我国现有100多万脊髓损伤患者，并且在以每年上万人的速度增长。脊髓损伤伤友多是因为意外突然陷入双下肢或四肢瘫痪的境地，同时还饱受数其他十种身体功能障碍的困扰。在获得急救和基本的医疗康复、回到家后，几乎所有伤友都将面临同样的问题：瘫痪后该如何生活？如何应对全身的病痛？如大小便失禁、呼吸困难、褥疮、神经疼痛、痉挛、心血管疾病等。如何恢复生活自理？如翻身、起身、上下床、洗漱、吃饭等。此外还有家庭、婚姻、就业等问题，伤友自己的心理调适也至关重要。

对于健全人来说，吃饭、穿衣、如厕……可能再普通不过了，但对于脊髓损伤者却是大难题，会让一些伤友陷入自卑自责的情绪，乃至羞于见人，不愿走出家门、回归社会，从而极大地增加他们的家庭在精力、财力上的负担。

为此，我们在向脊髓损伤伤友及其家属广泛征求意见的基础上，编写了这本简单、直观、实用的小书。

本书参考了世界卫生组织（WHO）、美国托马斯杰斐逊大学、美国退伍军人协会、中国台湾地区的脊髓损伤者联合会、中国的中途之家等机构的文献中关于脊髓损伤患者康复和自我管理的成熟经验，并广泛吸纳了中国脊髓损伤论坛（www.imsci.cn）中上万名伤友的生活经验、自理技巧等。书中内容既符合国际标准，又适合中国国情。所有的实际操作步骤都专门绘制了全彩示意图，简明易懂，旨在帮助脊髓损伤伤友尽快适应自身的变化,早日实现生活自理,重新树立信心,进而回归家庭和社会。

本书的编写,得到了中国肢残人协会、北京市东城区残疾人联合会等单位的大力支持,得到了多位康复领域专家的具体指导,在此一并表示感谢!

北京市残疾人康复服务指导中心

北京新生命养老助残服务中心

2017年11月28日

第一章 脊髓损伤护理常识 1

第一节 了解脊髓损伤 3
一、什么是脊髓损伤 3
二、脊髓位于身体的哪个部位 3
三、脊髓的作用是什么 4
四、脊髓损伤了会有什么影响 4

第二节 膀胱管理 5
一、泌尿系统和膀胱的功能是什么 5
二、脊髓损伤会对膀胱产生什么影响 5
三、脊髓损伤后的泌尿系统并发症 6
四、定期进行泌尿系统检查 7
五、排空膀胱的方法 8

第三节 排便管理 12
一、正常的排便过程 12
二、脊髓损伤后的排便功能障碍与排便方法 12
三、脊髓损伤者如何刺激排便 13
四、如何进行排便训练 14
五、常见并发症及预防 15

第四节 咳嗽 16
一、在床上如何咳嗽 16
二、在轮椅上如何咳嗽 17

第五节 压疮的治疗和预防 18
一、什么是压疮 18
二、压疮产生的原因 18
三、容易产生压疮的位置 19
四、压疮伤口类型及治疗手段 19
五、压疮的预防 20

第六节 其他常见病的自我管理 22
一、预防体位性低血压 22

目录

  二、关注剧烈头疼、高血压及潜在问题 23
  三、防治异位骨化 23
  四、预防手足肿胀和静脉血栓 24
  五、如何自行止痛 24
第七节 饮食注意事项 25
  一、健康饮食 25
  二、合理饮水 26
第八节 两性生活和生育 27
  一、脊髓损伤者性功能的变化 27
  二、性生活前的准备工作 27
  三、性生活过程中的注意事项 27
  四、性功能代偿 28
  五、生育问题 28

第二章 生活自理 29

第一节 喝水和吃饭 31
第二节 洗漱 32
  一、挤牙膏 32
  二、刷牙 33
  三、洗脸 33
  四、梳头 33
第三节 翻身和起身 34
  一、翻身 34
  二、起身 35
第四节 穿衣训练 40
  一、穿脱上衣 40
  二、穿脱裤子 43
  三、穿脱袜子和鞋 44
  四、受伤程度与穿脱衣能力 44
  五、脊髓损伤者的服装选择 45
  六、穿脱衣服的辅助器具 45

第五节 洗浴 46
一、床上擦洗法 46
二、坐姿擦洗法 46
三、洗浴用辅助器具 47

第六节 常用转移方法 48
一、床和轮椅之间的转移 48
二、轮椅和坐便器之间的转移 53
三、轮椅和地面之间的转移 55
四、轮椅和浴缸之间的转移 61
五、轮椅和汽车之间的转移 64

第七节 使用轮椅的技巧 66
一、自行使用轮椅 66
二、他人协助推轮椅上下台阶 69
三、他人协助推轮椅上下楼梯 71

第三章 康复训练和心理调适 73

第一节 身体瘫痪部位的被动运动 75
一、为什么要进行被动运动 75
二、在轮椅上做上肢被动运动 75
三、在床上做上肢被动运动 78
四、在床上做下肢被动运动 82

第二节 自己进行体能锻炼 83
一、平板运动 84
二、坐立运动 87
三、弹力带运动 89

第三节 轮椅运动 92
一、男女混合轮椅篮球，定点投篮 92
二、轮椅曲棍球 93
三、轮椅地板滚球 94
四、电动轮椅、手动轮椅同心协力障碍赛 95

第四节 心理调适 97

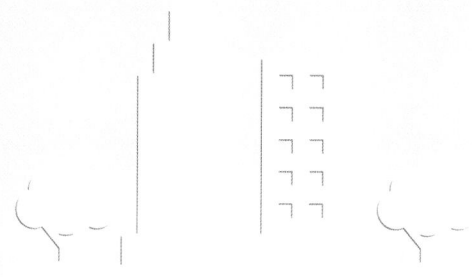

第一章
脊髓损伤护理常识

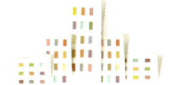

第一节 了解脊髓损伤

一、什么是脊髓损伤

脊髓损伤（Spinal Cord Injury）是指由于外界直接或间接因素导致横贯性脊髓损伤，在损害的相应节段出现各种运动、感觉和括约肌功能障碍，肌张力异常及病理反射等的相应改变。常由脊柱骨折、脱位、火器伤等引起，多见于车祸、跌倒和高空坠落，运动创伤、挤压伤和枪伤。脊髓损伤是重要的致残因素，常遗留严重的残疾，包括运动功能丧失（瘫痪）、感觉障碍等。

导致脊髓损伤的原因里，交通事故高居首位，其次是运动创伤、高空坠落、暴力伤害等。此外一些疾病或感染，如肺结核、幼儿的先天性脊柱裂等，也都会导致脊髓损伤。

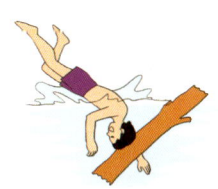
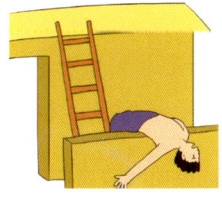
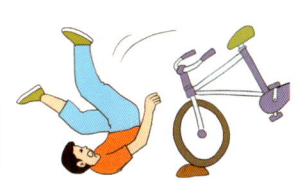

二、脊髓位于身体的哪个部位

脊髓上端与颅内的延髓相连，下端成人止于第一腰椎下缘或第二腰椎上部，初生儿则平第三腰椎。脊髓位于椎管内，椎管由颈胸腰椎骨的椎孔组成。所有的椎骨连起来就是脊柱。脊柱中的每一块椎骨都可以活动，这样人们就能弯腰和旋转身体。椎骨的形状以及脊柱周围的肌肉和韧带，会限制身体的过度弯曲和旋转。

三、脊髓的作用是什么

脊髓两旁发出31对神经，连接到身体的不同部位。脊髓右边的神经把脊髓和右半边的身体连接起来。脊髓左边的神经把脊髓和左半边的身体连接起来。周围神经通过脊髓把身体的感觉信息传导给大

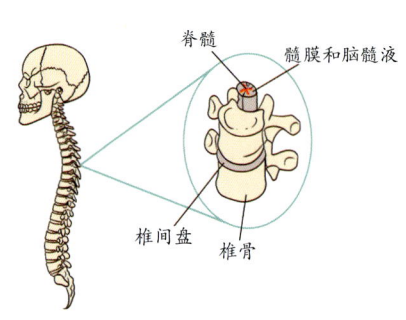

脑。大脑通过脊髓和周围神经将运动指令发送给肌肉组织。脊髓在大脑与身体之间起到连接桥梁的作用。

四、脊髓损伤了会有什么影响

脊髓损伤后，损伤平面以下的感觉信息不能传递到大脑。同样，大脑发出的指令也就不能传递给受损部位的肌肉。于是损伤平面以下的感觉和运动功能乃至膀胱、肠道的控制都会受影响。如果损伤平面以下的感觉和自主运动功能完全消失，即为完全损伤；如果损伤平面以下还有部分感觉或自主运动功能，则为不完全损伤。

脊髓损伤对伤者的影响，不仅取决于损伤平面，取决于损伤是完全性的还是不完全性的，也和伤者的性别、年龄、文化背景、性格、身体素质、宗教信仰、社会和教育背景、婚姻状况、经济情况有关。

第二节 膀胱管理

一、泌尿系统和膀胱的功能是什么

泌尿系统的主要功能为生成、储存和从身体内排出尿液,包括肾脏、输尿管、膀胱、尿道和尿道括约肌。肾脏可过滤血液中的废物和多余水分,生成尿液,经两条名为输尿管的管道排至膀胱,并存储于此。尿道括约肌是一个环形结构,正常条件下可防止尿液溢出膀胱和经尿道排至体外。

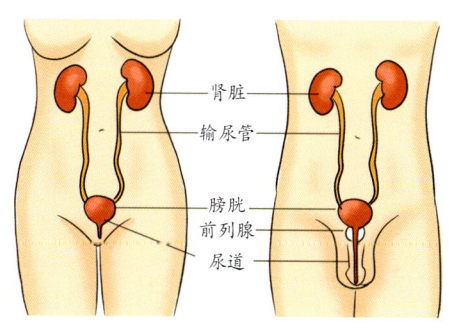

二、脊髓损伤会对膀胱产生什么影响

脊髓损伤后,膀胱会出现功能障碍,最常见的症状是丧失了储存和排出尿液的能力。此时的膀胱在医学上称为"神经源性膀胱"。膀胱所受影响的严重程度取决于脊髓损伤的位置和程度。常见的障碍类型和管理方式有:

反射性膀胱:如果患者腿部发生痉挛,膀胱通常也会发生痉挛。膀胱有痉挛现象就说明控制膀胱的反射环路(脊髓和周围神经)没有受损,但是膀胱和大脑之间的信号传输中断了,因此膀胱会不规则出现反射性收缩，排出尿液。这种情况通常出现在T12以上的脊髓损伤患者身上。

反射性膀胱的管理方式：使用外集尿产品（尿裤、尿套等），进行间歇性导尿，留置尿管。

迟缓性膀胱：如果患者腿部没有任何痉挛，通常情况下膀胱会处于迟缓状态，这就说明脊髓内控制膀胱功能的神经也受损了。这种情况下膀胱往往无法排空，总是存有较多的残余尿。这种情况通常出现在T12以下的脊髓损伤患者身上。

迟缓性膀胱的管理方式：进行间歇性导尿，留置尿管，接受膀胱造瘘术。

三、脊髓损伤后的泌尿系统并发症

1. 泌尿系统的并发症

- 反复性尿路感染。
- 膀胱内压过高致肾积水。
- 膀胱输尿管反流。
- 肾功能低下及尿毒症。
- 尿路结石。

2. 常见症状及处理措施

（1）发烧、腰痛：极有可能是急性肾盂肾炎。患者应大量喝水，并服用家中常备的抗生素和退烧药，重要的是应去医院做尿常规检查，明确诊断，及时治疗。

（2）尿液混浊、尿味变重：可能是尿路感染。患者应大量喝水，排空膀胱。先服家中常备的抗生素，再去医院及时就诊、检查。

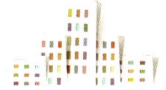

（3）下腹疼痛，排尿次数频繁或突然发生尿失禁：极有可能是膀胱感染。此时要尽量排空尿液，如在使用导尿管，请检查是否堵塞。用生理盐水冲洗膀胱。如是腹压排尿或自行导尿，请增加排尿次数，使膀胱不要过度膨胀。服用家里现有的抗生素，并尽快去医院就诊。

（4）全身倦怠、食欲不振：常见于严重脱水、发炎或尿毒上升的患者。应补充水分并尽快就医。

（5）血尿：可能是尿结石或尿路感染。留置导尿管的患者请先检查管子有无堵塞，大量喝水，尽快就医。

（6）自主神经或四肢反射增强：除了天气变冷外，尿路或肠道发炎也会影响自主神经或四肢反射。患者会出现严重的尿失禁和肌肉收缩反射，血压上升，上半身潮红。此时应先检查有无尿管阻塞和膀胱涨尿的现象，再尽快排空尿液，服用药物。

四、定期进行泌尿系统检查

1. 泌尿系统检查的必要项目

- 尿常规。
- 肾脏超声波。
- 膀胱超声波。
- 尿动力学，有大量残余尿或肾水肿的患者要做此项目。
- 抽血检查肾功能指数。

2. 泌尿系统检查的频率

四肢瘫痪或者长期留置导尿管的伤友，每年应做两次泌尿系统健康检查，其他类型的伤友可每年做一次检查。

五、排空膀胱的方法

脊髓损伤者刚受伤住院时,往往采用留置导尿管法将尿液排出体外。几星期后会拔掉导尿管,并根据膀胱出现的功能障碍,选择不同的膀胱排空方式。

1. 选择的原则

· 避免身体被弄湿。

· 减少压疮的发生。

· 减少泌尿系统并发症。

· 有规律地、完全地排空膀胱。

· 避免膀胱过度膨胀。

2. 排空膀胱的方式

(1)诱导排尿(男女都适用)

①针对反射性膀胱

找到最佳的"扳机点"如耻骨上区、阴毛覆盖区、大腿根部或男性患者的龟头,轻轻刺激,然后用手掌(而不是拳头)或者手腕根部轻压膀胱来帮助排空。重复此动作,直到没有更多尿液排出。这种方法可在床、轮椅或坐便器上使用。

②针对迟缓性膀胱

用手掌(而不是拳头)或者手腕根部轻压膀胱,同时身体可以往前倾,用腹部肌肉的力量帮助排空膀胱。因为没有反射,所以不需要找到"扳机点"刺激。这种方法适合在坐便器或坐便椅上使用。

③注意事项

诱导排尿容易造成尿反流到肾脏,引起泌尿系统感染,为避免反流，在敲击和按压膀胱时力道一定要轻。

（2）间歇性导尿（男女都适用）

间歇性导尿可避免长期留置导尿管的并发症，还能模仿正常膀胱一胀一缩的周期性变化，有助于膀胱保持弹性。另外也能帮助患者早日实现不需要导尿就可自行排空膀胱。

如果利用诱导排尿敲击和按压膀胱的方法无法排空尿液，请改用间歇导尿。这种方法可在床、轮椅或坐便器上使用。

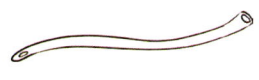

①女性如何间歇性导尿

事先准备好一次性导尿管、镜子、盛尿容器、清洁消毒用品。

如使用亲水性导尿管，先打开包装，按照产品说明注入水，然后放到可拿取的范围，按产品说明上建议的时间等待，直至导尿管获得充分润滑。如使用无涂层导尿管，请用清洁的润滑剂均匀涂在导尿管上，并小心避免污染。

仔细清洁双手，消毒和清洁会阴部。会阴消毒：以左手撑开阴唇露出尿道口，用消毒棉球单向擦拭，先擦左右两边，再擦中间。会阴清洁：用中性肥皂或清水将会阴区清洗干净，以左手撑开阴唇，露出尿道口。

开始使用导尿管。借助镜子将导尿管对准尿道口，轻轻地插入约5—7厘米深，尿液即可流出，配合按压膀胱的动作。然后慢慢拔出导尿管，边拔边按压膀胱，使尿液流干净。正确处理使用后的导尿管。

②男性如何间歇性导尿

事先准备好一次性导尿管、镜子、盛尿容器、清洁消毒用品。

如使用亲水性导尿管，先打开包装，按照产品说明注入水，然后放到可拿取的范围，按产品说明上建议的时间等待，直至导尿管获得充分润滑。如使用无涂层导尿管，请用清洁的润滑剂均匀涂在导尿管上，并小心避免污染。

仔细清洁双手，消毒和清洁会阴部。会阴消毒：左手抓起阴茎，尿道口朝上，用消毒棉球自尿道口处以环形方式由内到外擦拭。会阴清洁：用中性肥皂或清水将阴茎清洗干净，左手持阴茎，露出尿道口。

开始使用导尿管。手持阴茎，将导尿管顺着尿道缓缓插入，直至尿液流出，配合按压膀胱的动作。然后慢慢拔出导尿管，边拔边按压膀胱，使尿液流干净。正确处理使用后的导尿管。

（3）留置导尿

这种方法往往在别无选择时才会用。因为容易造成尿路感染、睾丸炎、副睾丸炎、尿路结石甚至尿道狭窄、瘘管形成及尿路变形等并发症。

（4）尿道改造术

俗称膀胱造瘘术，易导致感染、膀胱萎缩、尿路结石。

3. 排空膀胱训练

脊髓损伤者可以通过控制时间、正确饮水，采取诱导排尿和间歇导尿相结合的方式，进行排空膀胱训练。要尽早开展间歇导尿。

有效的膀胱训练容量是350—400ml，一般人排尿时间为2至4小时一次，因此训练时，伤友每小时要饮水100—150ml，包括饮料、主食、汤类、水果等的含水总量，一天应保证饮水量达到1.5L。

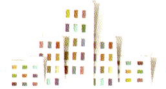

下面我们提供一个具体的时间表作为示范：

从8:00开始，平均每小时饮水100—150ml；

11:30 敲击、压尿；

12:00 间歇性导尿，平均每小时饮水100—150ml；

15:30 敲击、压尿；

14:00 间歇性导尿，保持平均每小时饮水100—150ml；

17:30 敲击、压尿，18:00 间歇性导尿；

保持平均每小时饮水100—150ml；

21:30 敲击、压尿；22:00 间歇性导尿；

睡觉；

次日7:30 敲击、压尿；

次日8:00 间歇性导尿。

训练初期，脊髓损伤者可在间歇性导尿前半小时开始诱导排尿，持续半小时，刚开始可能完全尿不出来，需反复练习。间歇性导尿和诱导排尿的间隔不要超过半个小时。若诱导排尿后，间歇性导尿导出的尿液残留量减少至50ml以下，则可减少间歇性导尿的次数。当间歇性导尿导出的尿液连续3天以上少于50ml，没有出现尿路感染，这就标志着膀胱功能恢复，训练成功了。

脊髓损伤者训练成功后，日常生活中应以诱导排尿为主，必要时可采用间歇性导尿的方式，监测自己的残余尿量。

第三节 排便管理

一、正常的排便过程

当我们吃下食物后,食物会进入胃肠道,被消化并产生肠反射。食物残渣通过肠蠕动被推到直肠。积聚到一定数量,人就会产生便意。通过脊髓将排便信号传递给大脑,大脑若不阻止,骶髓反射会使肛门括约肌松弛并开始排便。

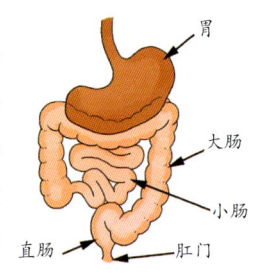

二、脊髓损伤后的排便功能障碍与排便方法

脊髓损伤后,由于骶髓与大脑之间的传导中断,大脑接收不到排便信号,也就无法控制排便动作。

1. 上运动神经元神经性肠道障碍

T12以上受伤时,大脑有可能感觉不到直肠满了,无法控制肛门括约肌。但这并不影响骶髓引起的排便反射,肛门括约肌还是会松弛排便的。这类障碍患者应选择合适的时间、地点,利用结肠与骶髓反射原理排便,如使用开塞露或环状刺激法。

2. 下运动神经元神经性肠道障碍

T12以下受伤时,不但大脑感觉不到直肠满了,同时骶髓排便反射也被破坏了,肛门括约肌不会松弛排便。这类障碍患者因为排便反射环路被破坏,只能利用胃结肠反射排便,即餐后30—60分钟后挖便。

三、脊髓损伤者如何刺激排便

可利用进食、控制时间及辅助训练等手段,重建排便习惯。

1. 进行肛门刺激

(1)环状刺激法:此方法主要针对上运动神经元神经性肠道障碍的伤友。戴上医用手套,在手指上涂抹润滑剂(甘油)后伸入肛门约2厘米,轻柔快速地做环状刺激(每次10—20秒,坚持10分钟),直到产生肠蠕动。但要注意,有些伤友做这个动作会引起自主神经反射异常,如果出现异常情况,请立刻停止;如果这种情况是常态,下次排便训练前,请在直肠注入利多卡因膏剂。

(2)挖便刺激法:此方法主要针对下运动神经元神经性肠道障碍的伤友。事先应使用开塞露、肥皂水等润滑剂,动作一定要轻,以免引起肛门撕裂。

可采用以下两种坐姿进行肛门刺激:

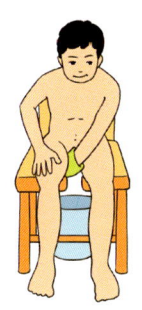

①身体向前倾,手从两腿之间伸入,摸到肛门。

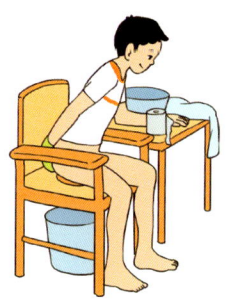

②身体向一侧倾斜,手从另一侧向下伸,摸到肛门,这个方法更适合女性伤友,可以避免手接触到外阴引起感染。

2. 有利于排便的其他技巧

（1）采用有利于排便的姿势

坐姿比躺姿更有利于排便，坐着不但可以用到腹肌，还可以利用重力。如果必须躺着排便，请尽量向左侧身，这个姿势相对容易排出，并使用灌肠剂和栓剂。

（2）养成良好的饮食习惯

首先，多吃膳食纤维含量高的食物，如糙米、全麦面包、绿叶菜等，水果如木瓜、香蕉、橙子、梅子等。其次要多喝水，但尽量不要喝含有咖啡因和酒精的饮料，以免脱水。

（3）掌握最佳排便时间

配合饭后的胃结肠反射，吃饭后30分钟是排便的最佳时段。早餐后胃结肠蠕动状况最好，适合进行排便训练。如果早上不方便，中饭或晚饭后再开始训练也可以，但时间必须固定。排便全过程最好控制在15至60分钟，以免坐得太久压出褥疮。

（4）做一些帮助排便的运动

适当的运动，可以增加肠蠕动，提高排便肌肉的力量，如撑起、起坐弯腰、辅助站立等。

四、如何进行排便训练

在排便前30分钟，将甘油或栓剂置入直肠，这样便于吸收。如有需要，可戴上医用手套，并在甘油容器或栓剂前端涂上水、甘油、菜油等作为润滑。排便时不需要使用甘油或栓剂的伤友可忽略这一步。有些伤友会用温和性泻药来代替。

伤友坐在坐便器上或半坐/卧于床上，从身体右侧开始，沿着大肠走向顺时针按摩腹部15分钟，按压深度为3—5厘米。如果还没有排便，请根据自己的排便功能障碍，选择对应的方法进肛门刺激。如果肛门刺激后仍未排便，或者没排干净，可重复一遍上述步骤。

排便后擦拭时如果发现有血迹，可能是因为大便太硬或有痔疮，如不停出血或出血量大，请尽快就医。

排便训练期间，应当避免肛门受到过度刺激，训练可以每2—3天一次，两星期到一个半月就能养成规律的排便习惯。

五、常见并发症及预防

便秘：膳食纤维摄入不足或饮水不够导致，有时服用药物也会引起便秘。为了排出硬便，可服用一些有泻药作用的药物。

腹泻：通常是由于吃错了东西、吃得太辣、泻药服用太多。出现腹泻的症状，就要减少进食，一般1—2天后就会好，如果没好，请及时看医生，同时多喝水，防止脱水。

痔疮：主要是由于排便时用力过猛。排便时不要使太大劲，也不要在坐便器上坐太长时间，尽量避免便秘，抠便动作稍微轻柔一些，这些办法都能预防痔疮。

肛门撕裂伤：肛门处皮肤撕裂，通常是因为置入甘油、栓剂或者挖便时用力过猛。肛门撕裂容易加剧痉挛症状，并且容易产生自主神经反射异常。发现这种症状，一定要多吃富含膳食纤维的食物，并且碰触肛门的动作要轻柔一些。如果一直不好，请及时就医。

第四节 咳嗽

受伤位置比较高的脊髓损伤伤友,咳嗽时会觉得很困难,这主要是由于帮助咳嗽的肌肉也瘫痪了。咳嗽对于人体是非常重要的,因为能帮助肺部排出痰。痰是积聚在肺部的液体,如果长期积聚,就会引起肺部感染。如果伤友咳出来的痰是黄色或者绿色的,就表明肺部可能已经感染,请马上就医。

一、在床上如何咳嗽

脊髓损伤者卧床时,为了避免压疮,需要定时翻身,翻身的动作同时也能帮助清理肺部的痰液。当产生痰液时,请将脚垫高到两块砖的高度,略高于头部。这样的姿势有利于痰液在咳嗽时排出。对于长期卧床并有咳嗽困难的伤友,每天最好垫高脚两次,每次20分钟,最好是在侧卧的时候。另外,还要学会均匀的深呼吸,这对于保持肺部清洁也很重要。但如果伤友同时有脑部损伤,就一定不要垫高脚部。

可采用以下方法帮助咳嗽。

1. 一人协助按压法(仰位)

护理人员将双手手掌按在伤友的肋骨下方(如图),并且从1数到3,这时伤友开始深呼吸。当数到3时,护理人员的双手同时向伤友的肩胛骨方向按压,然后放松,伤友在护理人员向下压的同时咳嗽。

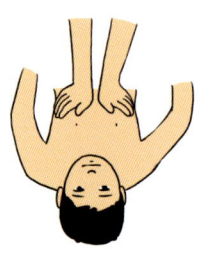

2. 一人协助拍击法（侧位）

护理人员帮助伤友侧躺，然后缓慢且用力地用手掌拍击伤友的肋骨中部，以达到震动肺部的目的。需要注意的是：手掌保持空心状态拍打，不要伤到伤友的肋骨。

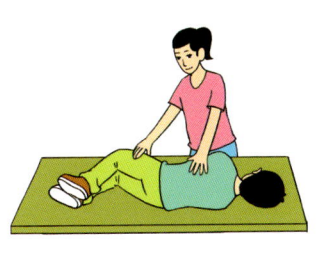

3. 二人协助按压法（仰位）

适用于胸大或痰长期积于肺部的伤友。一个护理人员将前臂放在伤友的肋骨下方，另一只手的手掌放在胸部上（如图）。另一个护理人员将双手手掌放在伤友胸上，并且从1数到3，这时患者开始深呼吸；当数到3时，护理人员的双手同时向伤友肩胛骨方向按压然后放松，伤友在护理人员向下压的同时。

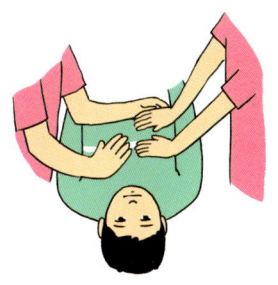

二、在轮椅上如何咳嗽

操作前请先刹住轮椅。

1. 伤友面向护理人员

护理人员将双手手腕根部放在伤友的肋骨下方，并且从1数到3，这时伤友开始深呼吸，当数到3时，护理人员的双手同时向伤友的肩胛骨方向按压，然后放松，伤友在护理人员向

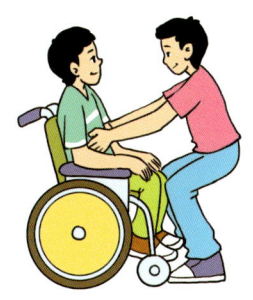

下压的同时咳嗽。

2. 伤友背对护理人员

护理员双手从后方环抱住伤友，手臂位置在肋骨下方，并且从1数到3，这时伤友开始深呼吸，当数到3时，护理人员的双手同时向伤友的肩胛骨方向按压，然后放松，伤友在护理人员向下压的同时咳嗽。

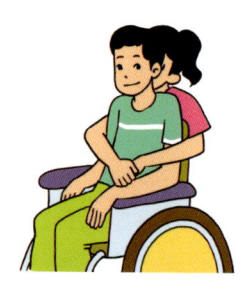

3. 可以自主咳嗽的伤友

有些伤友躺在床上时，可能需要他人协助咳嗽，但坐在轮椅上时可以自主咳嗽。先用一只手抓住或用手肘勾住轮椅靠背的扶手，然后深呼吸，咳嗽时身体向前倾。

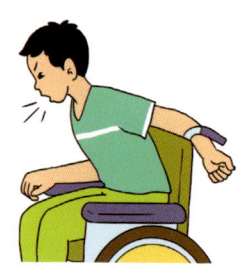

第五节 压疮的治疗和预防

一、什么是压疮

压疮，俗称褥疮，是脊髓损伤者最常见的并发症之一。是指由于局部皮肤及其下方的软组织长时间受到压迫，造成细胞缺氧坏死的现象。

二、压疮产生的原因

· 保持同一姿势（坐或躺）时间太长。

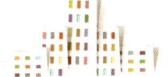

- 皮肤的摩擦。
- 穿的衣服太紧。
- 躺或坐着时，床或椅子与皮肤的接触面不平整。
- 烫伤。
- 蚊虫叮咬。
- 局部皮肤湿度太高。

三、容易产生压疮的位置

红色圆点标注的地方容易产生压疮。

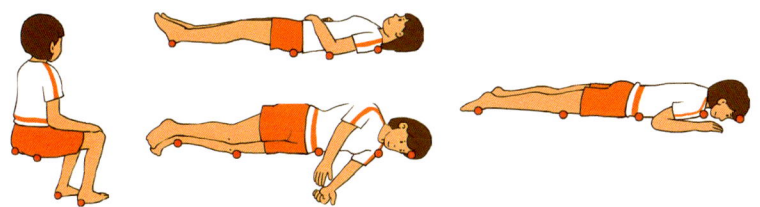

四、压疮伤口类型及治疗手段

压疮第一期：

皮肤完整无破损，有持续不退的红斑印（超过30分钟不消退）。

治疗手段：用中性肥皂或清水清洗皮肤后，涂擦水性乳液，然后轻轻按摩，或在皮肤发红处粘贴水性敷料；避免用甘油（收敛剂）或婴儿油或绵羊油（皮肤渗透性差）。

压疮第二期：

表皮完全破损，真皮层部分未受损。有时会呈现水疱性伤口。

治疗手段：用生理盐水和碘酒环形消毒伤口；如有水疱，可刺破然后用纱布吸收水分，或剪掉破损的组织；用生理盐水清洗，盖上无菌敷料或粘贴水性敷料，每天换1到2次。

压疮第三期：

溃疡到达皮下组织、筋膜层。

压疮第四期：

溃疡到达肌肉或骨头。

建议就医，若不方便就医，可用生理盐水和碘酒环形消毒伤口，再用生理盐水擦拭伤口；剪掉坏死的组织，如有疤，请先用敷料软化，隔天再剪除；用浸泡1:20的碘酒或生理盐水的纱布湿敷；一天换3到4次，根据渗液情况而定。

采用以上所有的治疗手段之前，请先消除伤口部位受到的压迫，同时注意不要让伤口沾水。

五、压疮的预防

请每天检查受压部位有没有持续不退的红斑，如果伤友自己不方便检查，可以请身边的人帮忙。

1. 如何在床上减压

每2个小时换个姿势（正躺，右侧躺，趴着，左侧躺）。

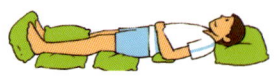

床垫不能太硬但是要结实（最好是高密度海绵的床垫）。

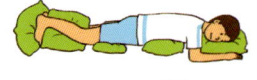

保持床单和被褥的平整，以免褶皱成为压力点。

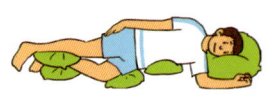

如果床单湿了或者脏了，要立即更换掉。

受伤后头几个月需要一直卧床，或由于受伤情况只能长期卧床

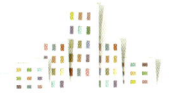

的伤友,要在身体下垫垫子或枕头,请参考配图指定的位置来摆放垫子。能够坐起,活动增加,就可以不用垫子了。

2. 如何在轮椅上减压

在轮椅上减压时,应保持轮椅小轮朝前(前叉朝前)。

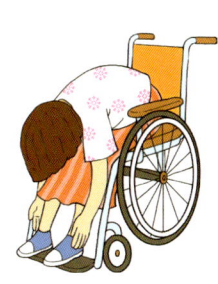

①身体向前趴,双手垂于身前,够到脚或地,这是坐在轮椅上最有效的减压方法。

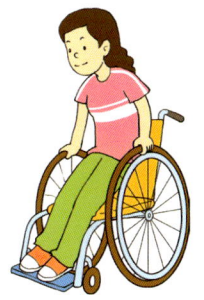

②撑住扶手,向上抬起身体,使臀部离开坐垫。

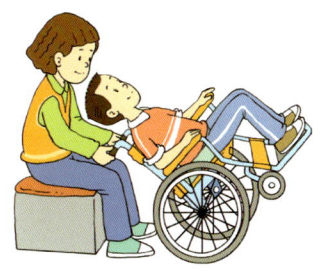

③辅助者握住轮椅靠背的推把,以大轮为轴心向后倾斜轮椅。这种减压方法适用于受伤位置较高、长期需要人照顾的伤友。

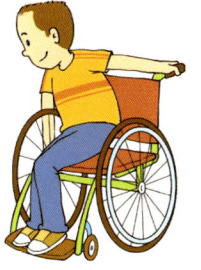

④一手扶着轮椅靠背的推把,另一只手扶住身体同侧的大轮或地面。身体向这一侧倾斜,以使另一侧的臀部抬起。

伤友可根据身体情况及个人喜好，自行选择上述轮椅减压的姿势。坐轮椅时每隔30或50分钟，就应该撑起身体或改变姿势30或50秒，千万不能连着坐一个小时都不减压。

3. 使用降低压力的床垫和椅垫

如气垫、海绵垫等，但是即使用这些垫子，身体局部受压仍然有可能造成褥疮，所以不要忘记间歇减压。

4. 压疮的预防

- 保持均衡营养，多吃含蛋白质和维生素的食物。
- 从事适度的运动和按摩，增进局部位置的血液循环。
- 经常修剪手指甲和脚趾甲，以避免其向内长而发炎。
- 避免尿路感染和其他重大疾病，以免因病长期卧床。

第六节 其他常见病的自我管理

一、预防体位性低血压

脊髓损伤的部位越高，越无法正常控制心脏及血管的收缩与放松，从而造成心跳速度减慢、血压降低。在姿势改变时，血管无法有效地反射收缩，会出现体位性低血压。

对于长期卧床的患者，坐轮椅之前，请先在床上练习半坐姿势，每天2到3次，每次2个小时，持续练习1到2个星期后，再开始坐轮椅。开始练习站立的时候，请一定要确保自己坐轮椅已经不会晕了。

二、关注剧烈头疼、高血压及潜在问题

四肢瘫或高位截瘫的伤友通常会出现一过性高血压，并伴随着剧烈头疼，可能会出汗、颤抖、脸突然变红并且脉搏变慢，同时人也会变得焦虑不安。这都是自主神经异常反射的表现。

自主神经异常反射通常是由于瘫痪部位以下失去感觉的身体部位的刺激引起的。只有当刺激持续一段时间后，自主神经异常反射才会出现。虽然这种刺激感觉不到，但身体本身也会处理。这种刺激通常是由于膀胱过分充盈、泌尿系统感染、便秘、肾结石、膀胱结石、压疮、月经、怀孕或者生产等造成的。一旦发生自主神经异常反射，请针对以上原因核查身体情况。

三、防治异位骨化

脊髓损伤后，少数伤友会出现骨头长在肌肉和韧带处的现象，这种现象叫异位骨化，其成因尚无定论。异位骨化通常发生在受伤部位以下的关节处，尤其是髋关节和膝关节。这时关节会变得特别僵硬，活动起来很困难。发生异位骨化的伤友，上下轮椅会变得很困难，因为髋关节和膝关节的弯曲度受到了限制。同时，穿裤子、鞋、袜子等都会出现问题。并且坐在轮椅上的姿势也会受到影响。

每天坚持活动关节可以预防异位骨化。同时，可以采取手术的方法去除多余的骨头，但需要注意，在骨头停止生长前请不要做手术。异位骨化一旦发生，通常要持续18—24个月，如果太早手术反而可能长出更多的骨头。

应注意，过强、过度的髋膝关节活动常会导致异位骨化，应尽量避免。

四、预防手足肿胀和静脉血栓

脊髓损伤后,麻痹的部位(尤其是手足)很有可能出现肿胀现象,这主要是血液循环不畅造成的。四肢瘫痪的伤友的手特别容易肿,腿部没有痉挛的伤友的脚特别容易肿。肿胀会导致手足变形,甚至形成四肢静脉血栓,所以要尽可能减少肿胀的现象。

1. 预防和减轻手足肿胀

四肢瘫痪的伤友无论在床上还是轮椅上,都要在手下面垫一个小枕头,让手的位置高于肘部。在床上时,脚下垫两块砖高度的枕头,以确保脚高于膝盖。可以缓慢地活动肿胀部位。

2. 防止静脉血栓

如果把肿胀的部位抬高一段时间后,肿胀现象仍然存在,并且肿胀部位摸起来有点发热,这就表明有可能已经形成了静脉血栓。这很严重,必须马上卧床休息,并尽快去医院就诊。

五、如何自行止痛

可采用的手段包括:药物止痛;让自己很忙,分散注意力;坚持有规律地排大小便;接受中医针灸;采用物理疗法。

对于顽固性疼痛患者,可采取脊髓丘脑束切断术治疗。

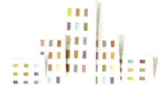

第七节 饮食注意事项

脊髓损伤者每天必须食用多种类的食物,并饮用大约3L的水以保持身体健康,喝足水有利于进行膀胱和排便管理。

一、健康饮食

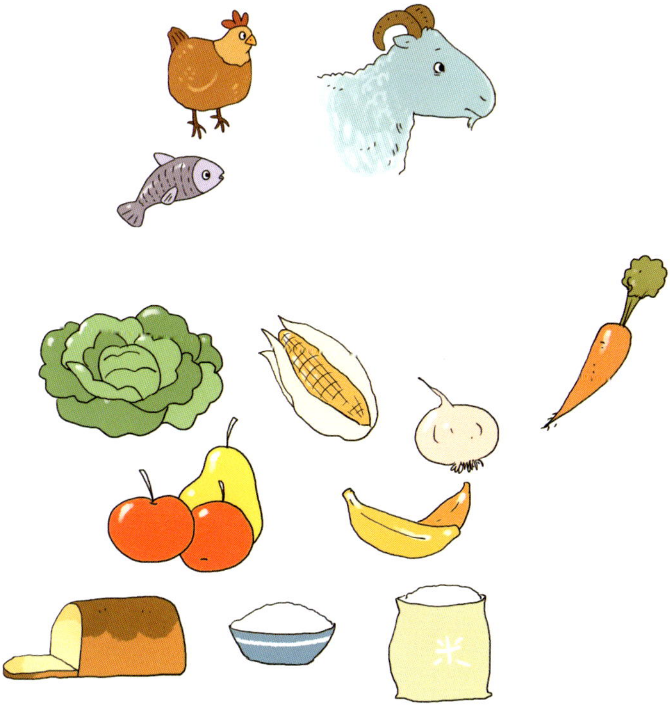

- 每天吃多种类的食物。
- 吃富含膳食纤维的食物。
- 多吃水果和蔬菜。
- 少吃油腻食物和糖,特别是体重超重者。
- 要多吃富含膳食纤维的水果和蔬菜、豆类和干豆、糙米和全麦面粉。纤维可以帮助粪便柔软且更容易排出,减少对泻药的需求。
- 每天喝水量在3L左右,吃富含纤维的食物才会有帮助。

二、合理饮水

每天饮用大约3L水,是保持膀胱干净、减少泌尿系统感染的关键。也会让粪便柔软、容易排出。水必须清洁,如果不够清洁,请先煮沸放凉再饮用。伤友可以饮用适量茶、咖啡、果汁来代替水。牛奶也很重要,它可以提供蛋白质、多种维生素和矿物质。每天饮用牛奶不要超过600ml,过量可能导致肾脏问题。

另外,脊髓损伤者不要过量饮酒。酒精会产生很多严重问题。例如大量喝酒会导致排尿频繁,容易尿湿裤子和床,容易忘记释放膀胱压力而导致膀胱扩大,也容易导致转移受伤。过量饮酒还会引起脱水、腹泻等。

第八节 两性生活和生育

一、脊髓损伤者性功能的变化

1. 男性脊髓损伤者

男性脊髓损伤者的性功能变化与脊髓损伤的部位及程度有关系。有些患者虽然能够勃起,但阴茎的坚硬度、膨胀度和持久度明显不足。有些患者根本无法诱发反射性勃起,只能通过感官和想象力引发心因性勃起,无法正常射精,精子的数量和质量低下。

2. 女性脊髓损伤者

女性脊髓损伤者在受伤后,阴道的分泌物会减少,性高潮的感觉也会缺少或者降低,但生育能力通常不受影响,并且月经在脊髓损伤数月后就会重新来临。

二、性生活前的准备工作

在性行为前几个小时不再喝水。排空大小便。

使用留置导尿管的患者,可以把导尿管拔除,或者去掉连接在导尿管上的尿袋,把导尿管固定在不影响性生活的位置上。女性可以把导尿管折起来,用胶布贴到小腹或腹股沟上。

三、性生活过程中的注意事项

1. 解决男性勃起障碍

(1)药物治疗,可服用伟哥、艾力达等。

(2)阴茎局部注射血管活性药物,操作要经专业医师指导。

(3)阴茎真空吸引器。

（4）手术安装假体。

2. 女性可使用水溶性阴道润滑液。

3. 女性不宜口服避孕药，容易产生血栓。

4. 双方找到合适的性交方式。

5. 身体健全的一方，应该在整个过程中占主导角色。

四、性功能代偿

无法进行性交的伤者可采取性功能代偿的办法。

可以通过上半身敏感部位的接触、刺激，通过心灵沟通、情感交流，达到性代偿的目的。比如对女性颈部、嘴唇、乳房的抚摸、刺激可使女性产生性快感。男性通过视觉、听觉接受性爱信号刺激也会产生性快感。此外，口交可代偿生殖道性交，可以获得性反应，过上满意性生活。

五、生育问题

男性伤友主要面临无法射精和精子活动较弱的问题。取得精子的方法有很多种，包括电击取精、阴茎震动刺激、直接刺激下胃神经、皮下注射、输精管吸取术等，这些方法各有利弊。关于精子的处理及受精方法，请跟医生咨询，在医生指导下完成。

女性伤友主要面临生产相关的问题。脊髓损伤的孕妇除了一般产前检查外，还要注意肾脏、泌尿道及肺部的功能，是否有异常反射、压力性溃疡、贫血、静脉血栓等问题。生产方式一般采取剖腹产，但也有自然生产的可能。产后需要预防尿路感染和压疮。

第二章
生活自理

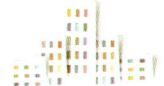

第一节 喝水和吃饭

一、喝水

方法1 双手握住杯子喝水。

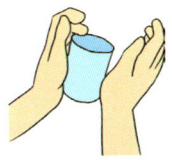

方法2 将手弯曲成握状拿起杯子喝水。

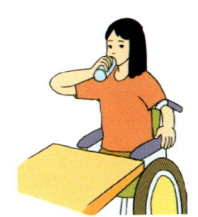

方法3 用可拆卸的手柄帮助握杯。

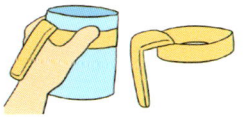

二、吃饭

方法1 用虎口（大拇指和食指之间的联结部位）可以夹住普通的勺子或叉子。把叉子握柄插入一块硬泡沫中，或使用特制的粗柄餐具，更容易抓握。

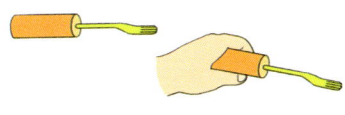

方法2　如果手掌要做上翘的动作，可将普通的勺子或叉子夹在食指与中指之间，这可以更容易地抓握。

方法3　用食指和无名指夹住普通的勺子或叉子，如图。

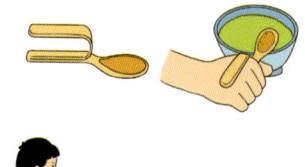

方法4　借助专门的辅助器具用餐。如图，把U形握把固定在一个勺子上，右手握住U形握把。

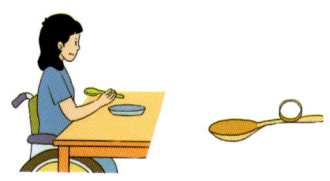

方法5　将一条皮料圈成指环状，然后用铆钉固定在勺子把手上。用餐时，将皮指环套在大拇指上帮助抓握，如图。

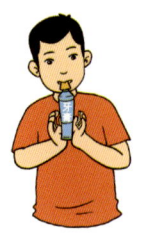

第二节　洗漱

一、挤牙膏

牙齿咬住牙膏盖，双手握住牙膏管两侧，一上一下转动牙膏盖。

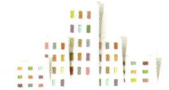

二、刷牙

一只手握住牙刷,让牙刷柄从虎口插入,或者用双手的手掌根部夹住牙刷。

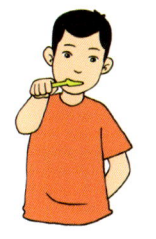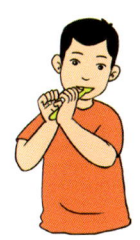

三、洗脸

将双手插入毛巾下方,打湿毛巾洗脸。

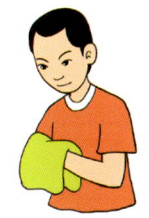

四、梳头

用双手的手掌根部夹住长条梳子的手柄,然后梳头。

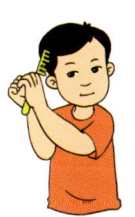

第三节 翻身和起身

一、翻身

1. 一人辅助翻身法

适合受伤位置较高、需要外力帮助翻身的伤友。

（1）翻向背对护理人员的方向

伤友交叉双腿并将头转向背对护理人员的方向，护理人员将前臂伸到伤友臀部下方，轻轻抬起并向前推，让伤友向前翻身。

（2）翻向面朝护理人员的方向

伤友面向护理人员侧躺，将一条腿弯曲，护理人员将一只手放在伤友肩膀后，一只手放在伤友弯曲的大腿上，轻轻地帮他翻身。一旦翻身完毕，就要把伤友靠下侧的肩膀稍微向前移动，这样既可以保护伤友不往前翻，又可以降低伤友肩膀受到的压力。

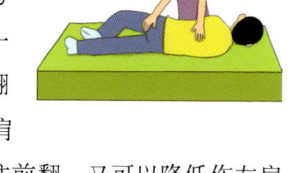

2. 独立向右翻身法

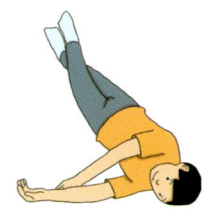

①双腿交叠，左腿搭在右腿上，双臂放在身体左侧。

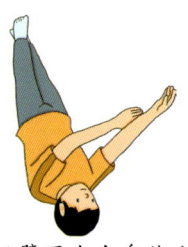

②然后将双臂用力向身体右侧甩，同时抬头向右转脸，翻到右边。

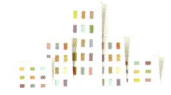

二、起身

请根据个人情况尝试，找到最适合自己的起身方法。

1. 一人辅助起身法

此类方法适合受伤位置较高，需要他人帮助起身的伤友。

方法一：①将伤友的腿放在床边，膝盖弯曲。②护理人员保持膝盖弯曲、背部挺直，抱住伤友的肩部。③护理人员借助身体的力量，顺势将伤友的身体扶起，转换为坐立姿势。

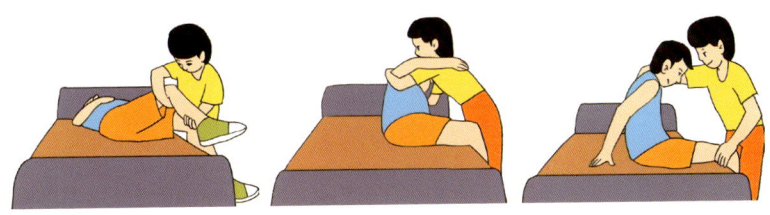

方法二：①护理人员先帮助伤友翻身至侧卧位，侧卧于床边，小腿搭在床沿。护理人员一只手放在伤友的腋下，另一只手挽住伤友的双腿。②护理人员保持膝盖弯曲、背部挺直，借助自己身体的力量，以伤友的臀部为轴心，将他的上身扶起，转换为坐立姿势。

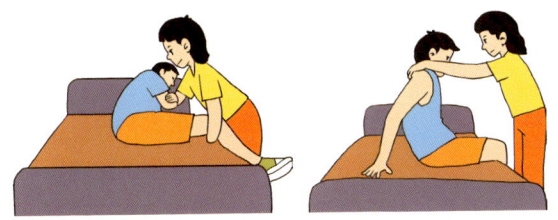

35

2. 绳圈起身法

适合有肩膀和肘部功能的伤友。

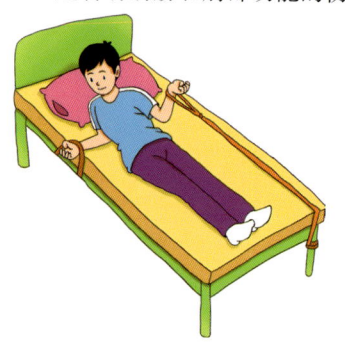

①在身体右侧及床脚各固定一个绳圈,如图。用右前臂或手腕勾住绳圈,身体逐渐向右转,用右手肘支撑,头也转向右边,然后左臂伸入从床脚拉上来的绳圈。

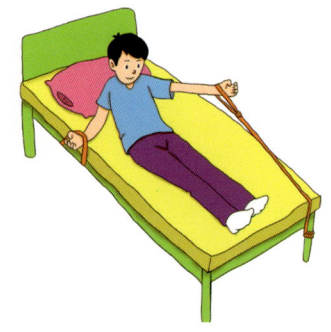

②左前臂勾住绳圈并抬起,拉紧绳圈,借助拉力将上身抬起,同时用右手肘帮助身体保持平衡。

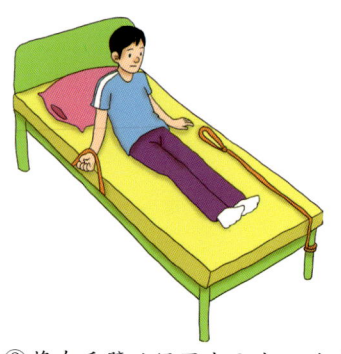

③将左手臂从绳圈中取出,并将左手放在身后,手掌按在床上,并将左手手臂伸直。

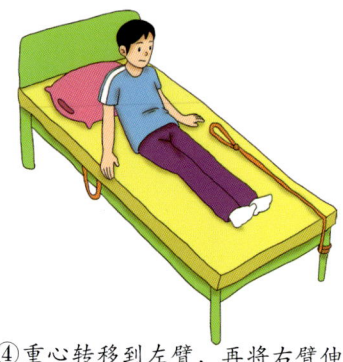

④重心转移到左臂,再将右臂伸直,借助手臂的力量使头和肩膀向前,慢慢地转为坐立姿势。

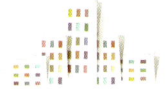

3. 绳梯起身法

适合有肩部、肘部和部分腕部功能的伤友。

借助系在床脚的绳梯帮助起身。先用双手的手腕或者前臂勾住绳梯，然后用力拉，从平躺转为坐立。当拉动绳梯起身时，最好用一侧的胳膊肘支撑住身体。

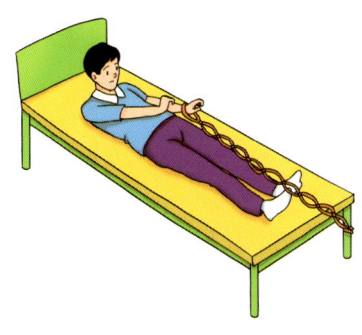

4. 从左侧起身法

适合有肩部、肘部和部分腕部功能的伤友。

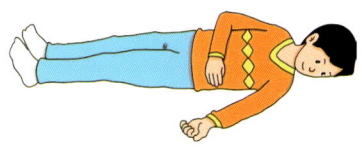

①头向左转，左臂伸开，右臂放在身体上，右前臂朝向左边。

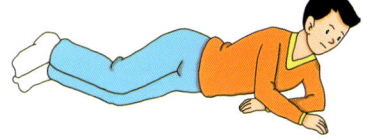

②用双手手肘撑在床上，慢慢移动手肘靠近大腿，让身体和腿保持稳定状态。

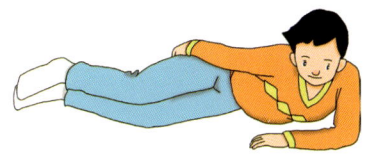

③伸出右前臂勾住右侧大腿。

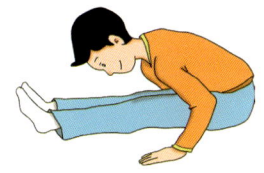

④右手用力拉，左臂用力推，让自己坐立起来。

5. 依靠手腕和手肘直立起身法

适合有肩部、肘部、腕部功能和部分手部功能的伤友。

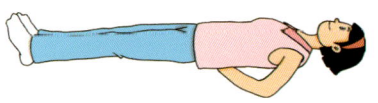

①将双手背后，手掌放在臀部下，手心朝下。

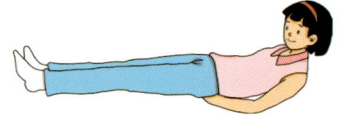

②用手腕的拉力将手肘弯曲，同时头和肩膀朝前使劲。

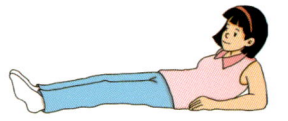

③通过左右转移重心，将两侧肘部向身体中后方挪动。

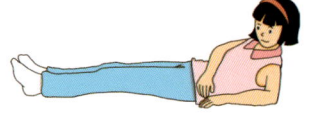

④重心转移到左手肘，同时右臂伸到身前。

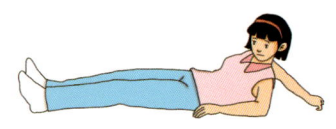

⑤将右臂伸到身后，手臂伸直，手心向下。

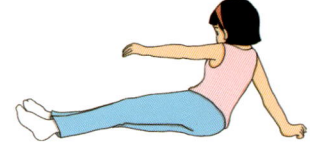

⑥重心换到右边，并将左臂伸到身体前。

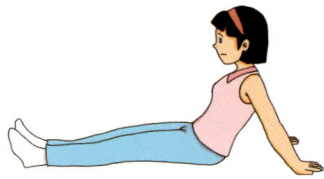

⑦将左臂放到身后并伸直，双臂撑住并逐渐向前挪动，同时头部和肩膀也向前用力，身体慢慢坐直。

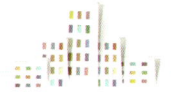

6. 依靠手臂起身法

适合有肩部、肘部、腕部和手部功能的伤友。

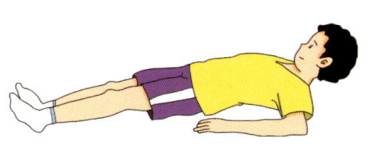

①胳膊弯曲放在身体两侧，手肘用力下压，支撑起头部和肩膀。

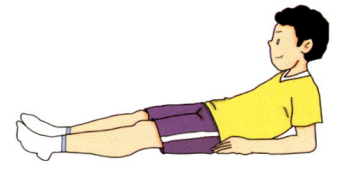

②头部和肩膀向前用劲，同时将手肘向前面和中间移动，用手肘撑起身体。

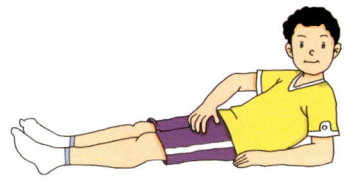

③身体重心挪到左边并保持平衡。

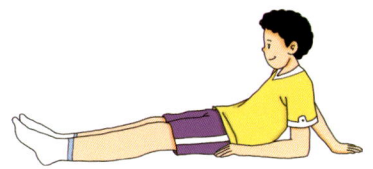

④将右臂放在身后并伸直。

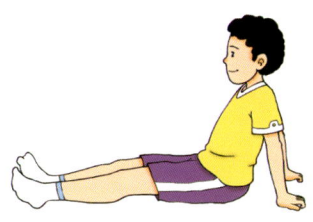

⑤重心挪到右边并保持平衡，再将左臂放到身后并伸直；保持头部和肩膀向前，双臂逐渐向前挪动，支撑身体坐直。

第四节 穿衣训练

一、穿脱上衣

以下介绍的两种方法,主要针对颈椎6、7、8节损伤的伤友,可以根据自己的情况尝试,以找到最适合的方法。

1. 如何穿套头上衣

适合仅有肩部、肘部功能,没有腕部功能的伤友。

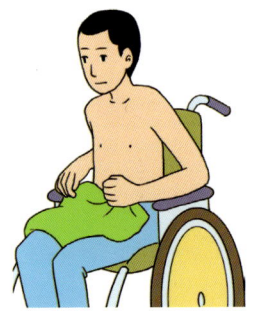 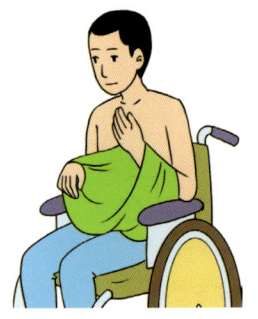

①把衣服放在腿上、轮椅上或床前的小桌子上,衣服正面朝下,领口朝向膝盖的方向。

②把两条胳膊分别伸进衣服的两个袖子里,可用牙齿拉起袖子,让袖口套在肘部上方。

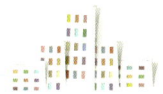

第二章 生活自理

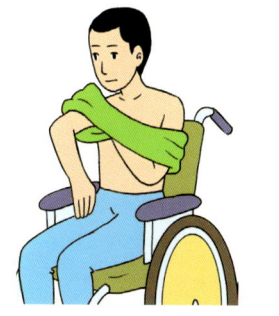

③双手从领口反掏过来,抬起胳膊。

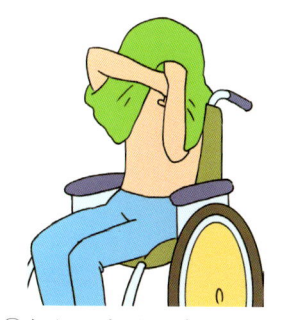

④把领口部位抬高,头部套进领口。

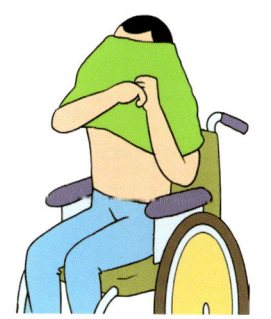

⑤当衣服挨到后脖子时,伸直胳膊,衣服自己会下滑一部分。

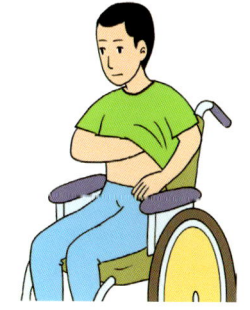

⑥最后把一只手伸进正面衣服内侧,再向下拉好衣服。

2. 如何穿前面敞开的上衣

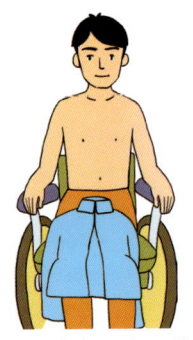

①先把衣服放在腿上、轮椅上或床前的小桌子上，衣服正面朝下，领口朝着膝盖的方向。

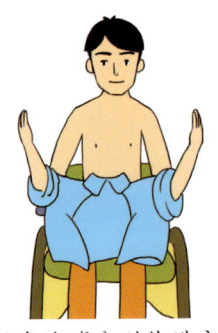

②把两条胳膊分别伸进衣服的两个袖子里，可用牙齿拉起袖子，让袖口套在肘部上方。

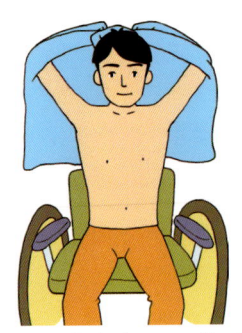

③把双手放在衣服下靠近领口处。抬起双臂，将衣服甩到身后。

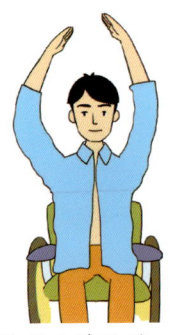

④衣服挨到后脖子时，伸直胳膊，衣服自己会下滑。最后整理好衣服，系上扣子或拉锁。

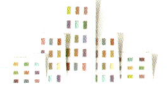

第二章 生活自理

3. 如何脱掉套头上衣

先把一只手伸进衣服里,把另一只手从袖子里脱出来。用同样方法脱掉另一边的袖子,最后把衣服从头上脱下来。

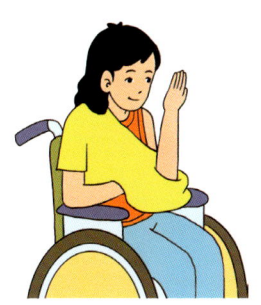

二、穿脱裤子

1. 床上直腿法

①坐在床上向前弯曲身体,胸部可以靠在大腿上。把裤子套在脚上,在裤腰上套一个环状物,用手抓住,向上拉裤子,直到裤腰套在大腿的中段。

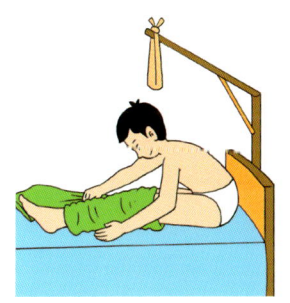

②背贴着床躺下,手套在裤腰的环里,尽量向上拉裤子;先把身体转向左边,向上拉右侧的裤子;再把身

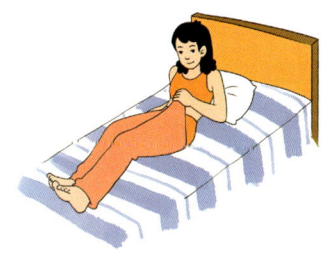

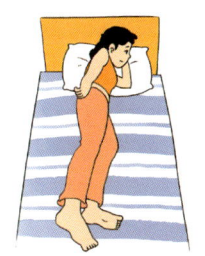
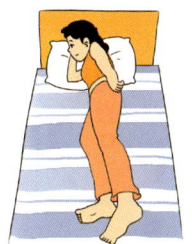

43

体转向右边，向上拉左侧的裤子。这样反复几下就穿上了裤子。

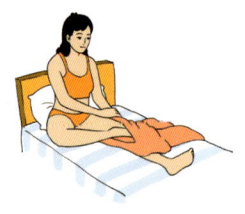

2. 床上屈腿法

一条腿屈起，搭在另一条腿上，先穿上一条裤腿。然后用同样的方法，穿上另一条裤腿。其余步骤与前一个方法相同。

3. 脱裤子

穿裤子的顺序颠倒过来即可。

三、穿脱袜子和鞋

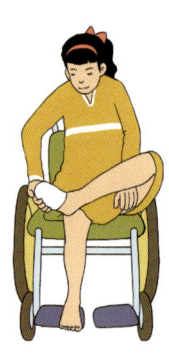

1. 如何穿袜子

可以坐在床上，用之前介绍的穿裤子的姿势来穿袜子。或坐在轮椅上，一条腿屈起放在另一条腿上穿。可以事先在袜子上缝个环以便穿脱。

2. 如何穿鞋子

可以坐在床上，用之前介绍的穿裤子的姿势来穿鞋子。或坐在轮椅上，一条腿屈起放在另一条腿上穿。在鞋后跟处缝个环，便于穿脱鞋子。鞋子最好选择没有鞋带的，如松紧口布鞋或粘扣鞋。

四、受伤程度与穿脱衣能力

颈椎第6节以上受损的脊髓损伤者，很难自己独立穿脱衣裤。

颈椎第6-7节受损的患者，需要接受技巧训练或依靠辅助器具，如穿衣杖、套环等，才能独立穿脱衣裤。

颈椎第8节以下受损的脊髓损伤者，可以独立穿脱衣裤，不需要辅助器具。

有些伤友受伤情况不严重或意志力很强,即便损伤位置高于C6,也可以独立完成或借助辅助器具穿脱衣裤。而有些伤友依赖心理很重,就算有独立穿脱衣裤的能力,往往也倾向于接受他人帮助。

五、脊髓损伤者的服装选择

要选择比较宽松的衣服,尺寸比正常情况下穿的大1码。

裤子最好不要带后兜或有较厚的接缝。如果有后兜,里面也不能装东西,以免压迫皮肤引起褥疮。

选择没有鞋带的鞋和套头衫方便穿脱。

六、穿脱衣服的辅助器具

可以借助穿脱衣服的辅助器具,如穿衣杖、套环、扣纽扣棒、拉链棒等。如图所示。

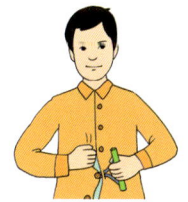 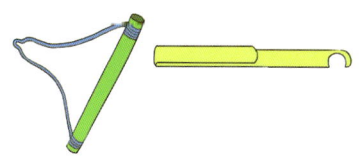 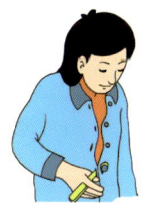

第五节 洗浴

脊髓损伤者在日常生活中应当每天擦洗身体，保持清洁干爽，特别是臀部和生殖器周围。例如排便后清洗，可以有效预防皮肤感染和压疮。四肢瘫的伤友需要使用辅助器具并在他人协助下才能完成洗浴。而下肢瘫的伤友大部分不需要他人协助，但也许会需要辅助器具才能完成洗浴。

一、床上擦洗法

只能在床上擦洗的伤友，擦洗前应该在床上铺厚毛巾或有隔水功能的垫子，防止弄湿床单和床垫。如果弄湿了，擦洗之后一定要完全弄干或换上新的。

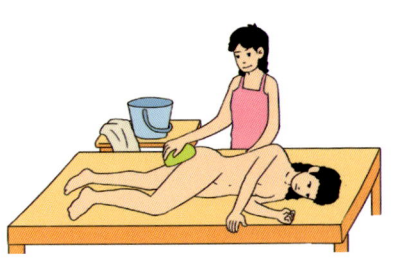

在床上洗浴要注意，一定要进行彻底的清洗和干燥。

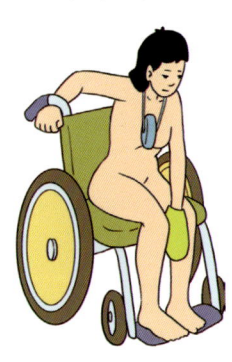

二、坐姿擦洗法

能够独立坐着擦洗的伤友，可以坐在坐便椅、坐便器、洗浴凳或轮椅上洗。头和上身清洗比较方便，以下重点介绍清洗下肢的方法。

弯腰洗脚时，可以用另一只手抓住轮椅的靠背或勾住推把。如果平衡功能好，可以直接弯腰趴在大腿上，这样就能碰到脚了。

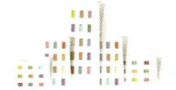

如果平衡功能好,而且痉挛不是很严重的话,可以跷起二郎腿,更方便清洗大腿下面和脚。

洗澡之前务必检查水温,以免水温过高造成烫伤。

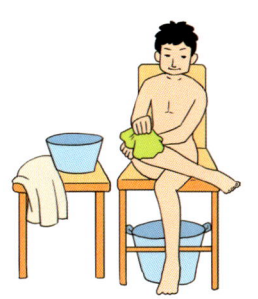

三、洗浴用辅助器具

1. 自制洗澡巾

抓握洗澡巾或香皂有困难的伤友可自制洗澡巾,剪两块毛巾缝一个小口袋,大小要刚好套在手上。然后在口袋一侧缝上一个小袋子装香皂。放香皂的小口袋要在洗澡巾外侧,套在手上时,让香皂在手心里。

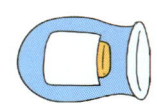

2. 自制香皂圈

在香皂中间打一个洞,穿上绳子,洗澡时就可以把香皂挂在脖子上使用。

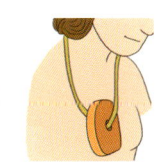

3. 长柄洗澡刷

使用长柄的洗澡海绵或洗澡刷,可以擦洗一些手臂够不到的位置,例如后背、腿和手臂根部等。

如果抓握有困难,可以在手柄上套一条绑带,把洗澡刷缠在手上。

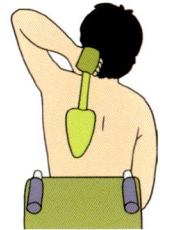

4. 自制擦澡巾

在毛巾两端各缝上一个绳圈,双手抓住绳圈来洗后背和脚。这个方法也可以在洗浴后擦干身体。

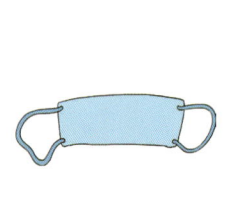 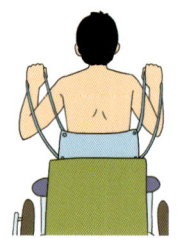 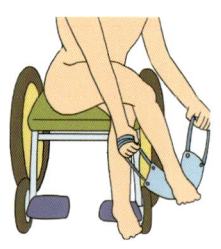

第六节 常用转移方法

一、床和轮椅之间的转移

1. 两名护理人员搬动转移

适合受伤位置较高、需依靠他人帮助上下轮椅的伤友。

①锁住轮椅的刹车。伤友的双手交叉放好,一名护理人员站在轮椅后,手臂穿过伤友的腋下,抓住伤友的小臂外侧,如图。然后,护理人员用双上臂抱紧伤友的胸部。并将靠近床的一条腿放在床上。

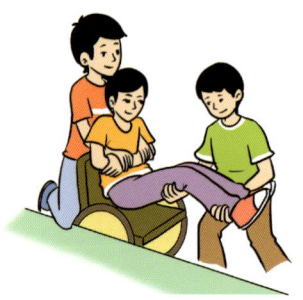

②另一名护理人员将一只手放在伤友的大腿下,另一只手放在伤友的膝下,抬起伤友的腿。两名护理人员必须同时做抬起动作。

从床转移到轮椅也是这样。

2. 护理人员从正面帮助转移

①锁住轮椅的刹车。让伤友的脚着地。护理人员用自己的双膝夹住伤友的双膝。让伤友的身体前倾，下巴靠在护理人员的肩上。伤友的双手下垂或搭在护理人员的肩上。护理人员膝盖弯曲，挺直背部，双手置于伤友的臀下。

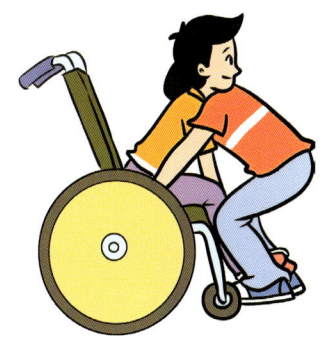

②护理人员将伤友的臀部向上向前抱起，同时用自己的膝盖顶住伤友的膝盖，将其腿部直立的同时使伤友成站立姿势，离开轮椅。伤友靠在护理人员的身上，护理人员移动自己脚的同时也要移动伤友的脚。

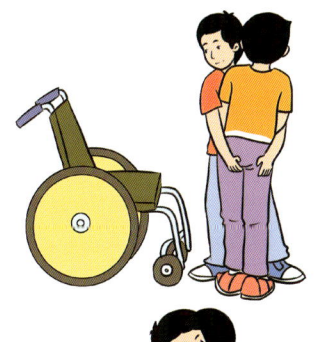

③将伤友转到床这一侧，护理人员用双腿夹住伤友的双膝，自己腰膝弯曲，让伤友坐到床上。然后右手放在伤友的背部上方。确认伤友是在有保护的情况下坐好或躺好，然后再松开手。

从床转移到轮椅也是这样。

示意图中的伤友被移动时，轮椅是正对着床的，这是为更清楚地展示护理人员是如何抱住伤友的。实际操

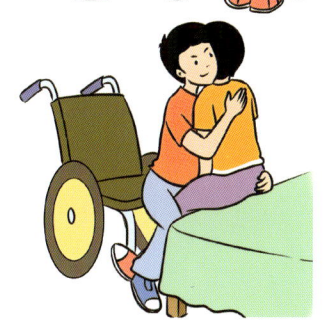

作中，将轮椅置于座椅或床的旁边可以更容易、更安全地移动伤友。伤友用的座椅要有靠背和扶手，以便支撑身体。

3. 护理人员从侧面帮助转移

①锁住轮椅刹车。将轮椅一侧的前部尽量靠近床，收起靠近床这一侧的扶手和脚踏板，让伤友的脚着地。护理人员站在轮椅前，用双膝保持伤友双膝的平衡。

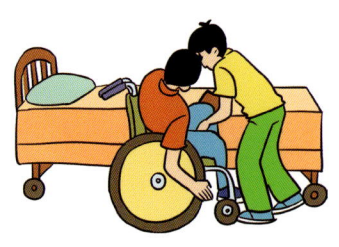

②如果使用转移板，可将它搭在床和轮椅之间，转移板的一头需放在伤友的臀部下面，与轮椅座位或者坐垫重叠。

③护理人员抓住伤友的臀部下方，数1、2、3，数到3时伤友利用双臂撑起身体离开轮椅，护理人员顺势将伤友通过转移板移动到床上。最后将转移板移走，让伤友躺下。

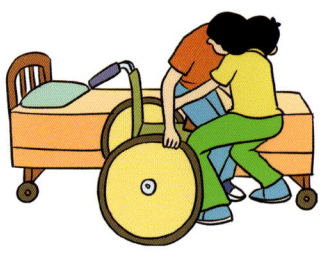

不使用转移板如下图，方法基本相同，只去掉使用转移板的步骤。

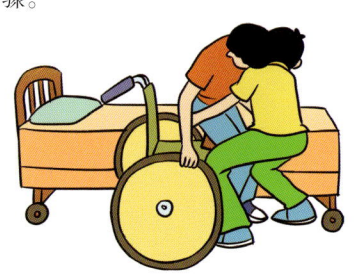
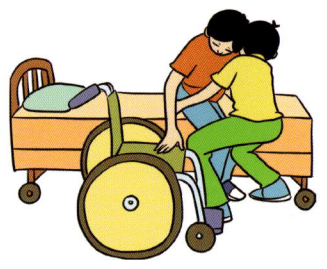

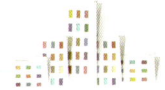

4. 伤友独立转移

（1）使用转移板

下面示意图中的轮椅没有扶手，但是伤友也可用有扶手的轮椅，练习从轮椅转移到床。扶手能帮助伤友将身体前倾。不过在轮椅上做转移动作时，尽量将扶手抬起。另外，轮椅也可以正面挨着床放。

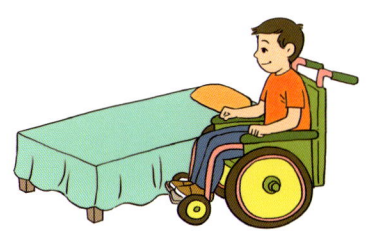

①轮椅右侧斜靠在床边，刹车。右手勾住轮椅右侧的推把，头和肩部向后倾。

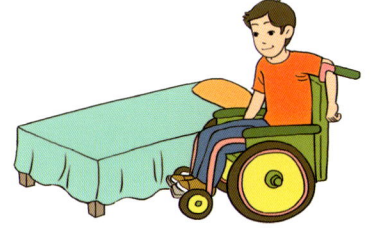

②身体向左前方扭动，使左侧身体向前移。接着右手腕部伸到右大腿下，将大腿往前挪，同时头部、肩部向前移。随后用左臂勾住轮椅左侧的把手，重复上述动作，移动另一边身体。

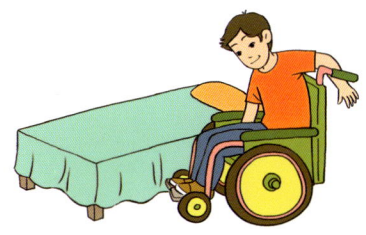

③左手腕勾住轮椅左侧推把，将右前臂伸到右大腿下。

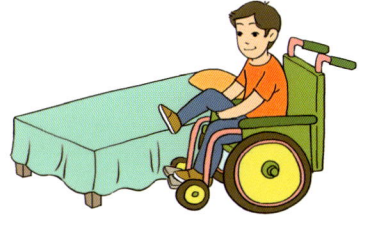

④右手抓住右大腿，同时左手腕和左肘支撑住身体，将右腿抱起放在床上。再把转移板放在右边臀部下，最后伸直右腿。

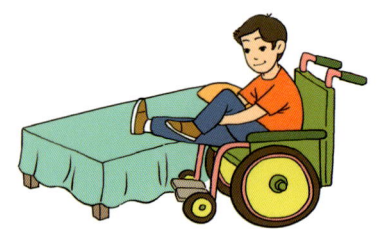 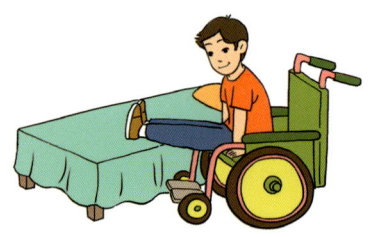

⑤用同样的办法抬起左腿放在床上。

⑥在轮椅上身体前倾，左手靠近身体，右手稍微离开身体，肘部绷直，手撑在轮椅座椅上，用肩部运动将身体挪到转移板上，最后挪到床上。

（2）可使用也可不用转移板

①将轮椅一侧靠在床边，刹车；将脚踏板移走或收起，双脚着地；臀部前移，坐在轮椅座位的前半边；如果用转移板，要将其放在靠近床侧的臀部下。

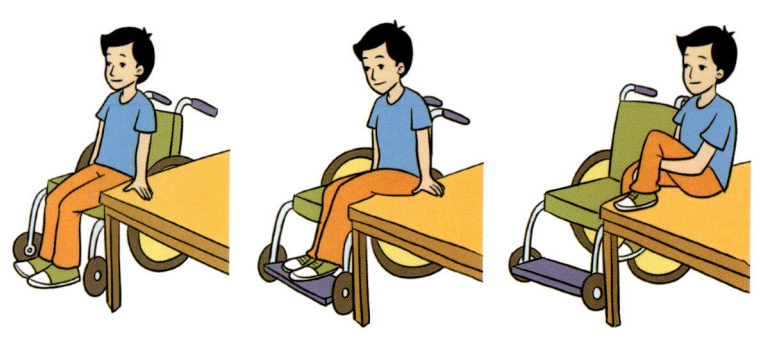

②一手撑在轮椅上，一手撑在床上，向下双手用力撑，将臀部抬

起移到床上，仍然双脚着地。

③分两次分别将双腿移到床上；在用一只手将腿抬起时，必须用另一只手抓住轮椅或扶住床，以保持身体平衡。

（3）不使用转移板

①将轮椅的一侧靠在床边，刹车；将臀部向前挪，双脚着地；将右手放在床上，置于身体前面；将左手放在轮椅左轮或扶手上。

②向上撑起身体，臀部向前，往床的方向移动，同时肩膀也向床的方向移动，并快速地将头和肩部向前倾；借助惯性将臀部移到床上。

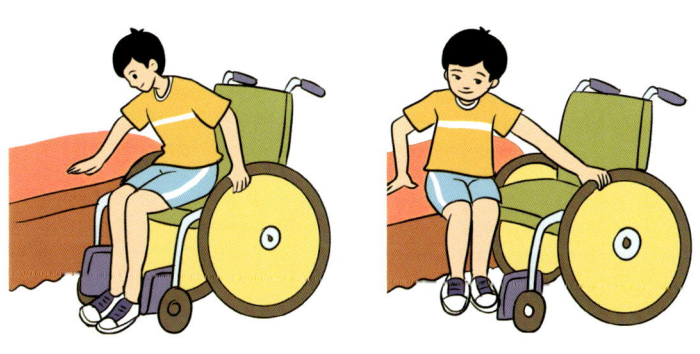

二、轮椅和坐便器之间的转移

1. 水平位转移

①轮椅与坐便器平行放置。收起靠近坐便器一侧的脚踏板及扶手，或轮椅内侧稍微向坐便器倾斜。锁住轮椅刹车，坐在轮椅座椅的前半部，双脚平放在地上。

②将靠近坐便器的那只手放在坐便器另一侧的扶手或马桶垫圈

上，另一只手放在轮椅的扶手或座位上。双臂撑起身体，身体微向前倾，移动臀部转移到坐便器上。

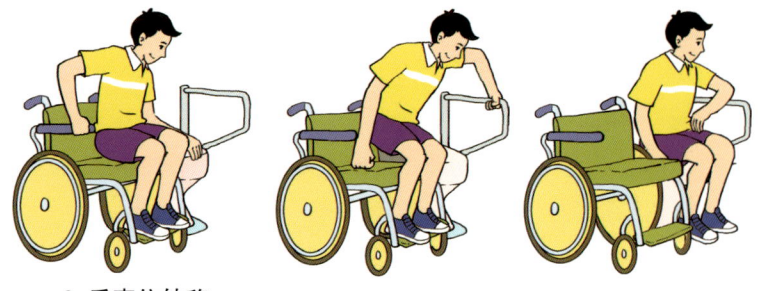

2. 垂直位转移

①将轮椅与坐便器垂直摆放，锁住轮椅刹车；挪动身体坐在座椅前部，双脚平放在地上。

②将靠近坐便器的一只手放在坐便器一侧扶手或马桶垫圈上。另一只手扶在轮椅扶手或者坐垫上，双臂撑起身体，身体微向前倾，移动臀部转移到坐便器上。

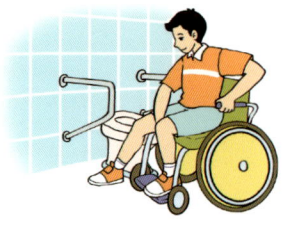

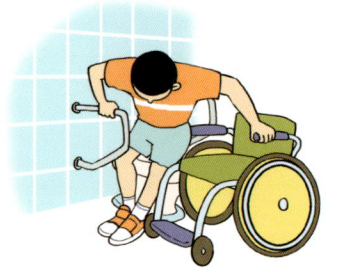
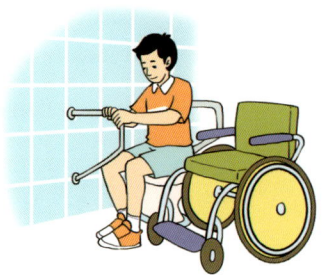

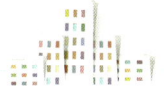

3. 跨在坐便器上转移

①将轮椅面对并尽量靠近坐便器。锁住轮椅刹车，收起脚踏板。将双脚放在地上。

②用手帮助双脚向前伸，跨骑在坐便器上。自行移动到轮椅边缘。抓住坐便器两边的扶手，向上抬起身体，面对墙壁跨骑在坐便器上即可。

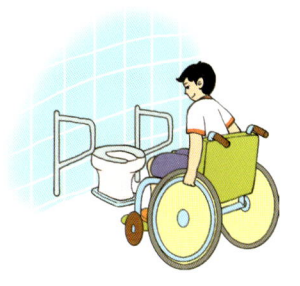
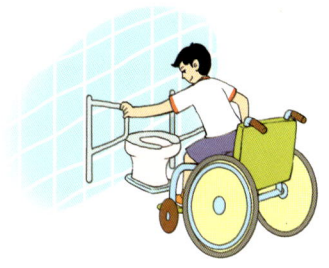

三、轮椅和地面之间的转移

1. 有护理人员帮助的转移

（1）双人前后抱

①让伤友伸直双腿坐在地上（呈伸直坐姿）。将轮椅放在伤友一侧，让轮椅座位与伤友臀部平行，并保持轮椅与伤友朝向同一方向。锁住刹车，收起最靠近伤友的轮椅扶手及脚踏板，并确保轮椅小轮朝前（前叉朝前）。

②一个护理人员站在伤友背后，将双臂伸进伤友腋下，抱住伤友，左右手交叉抓住伤友的前臂。如果伤友无法承受该动作，护理人员可双手抓住自己的前臂，环抱住伤友的胸部；另一名护理人员抱住

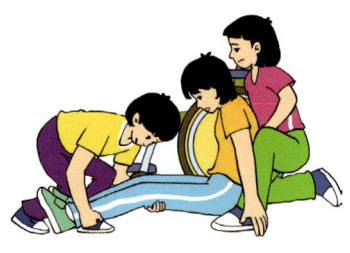
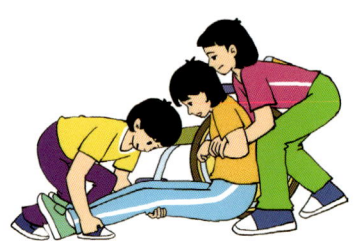

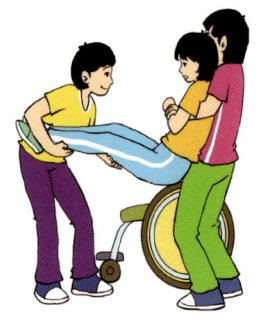

靠近伤友膝盖部位的大腿；数1、2、3，数到3时，两名护理人员一起用力将伤友抱到轮椅上，注意不要让伤友的臀部碰到轮椅的车轮或边框。

③护理人员保持双膝弯曲，站直时是靠的是腿部而不是背部的力量。

（2）双人左右抱

①让伤友双腿伸直坐在地上（呈伸直坐姿），如图所示。将轮椅放在伤友身后，脚踏朝前，并锁住轮椅刹车。保持轮椅与伤友朝向同一方向，并确保轮椅小轮朝前（前叉朝前）。

②护理人员侧对轮椅，分别站在伤友的左右两侧。护理人员一只手放在伤友腋下，另一只手抓住伤友大腿下方靠近膝盖的地方，两名护理人员的前臂可以一起抓紧伤友的大腿。数1、2、3，数到3时，两名护理人员发力将伤友移动到座椅上，注意不要让伤友的臀部碰到轮椅车轮或者边框。

③护理人员保持双膝弯曲，站直时依靠腿部而不是背部的力量。

护理人员帮助转移时应注意：考虑到伤友的人身安全，护理人

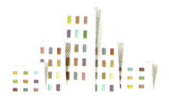

员要注意使用自身的力量。当从地上抬起伤友时,要用双腿和臀部共同发力,双腿弯曲时挺直后背。使伤友尽量靠近护理人员的身体并保持平衡,避免倾斜及拉伸。护理人员双脚稍微分开以便提供稳固的支撑。通过抓紧伤友的腰部或臀部来进行挪移,而不是腋下或者手臂。这可以使伤友减少自行用力,避免受伤。

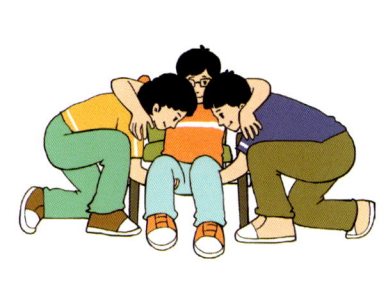
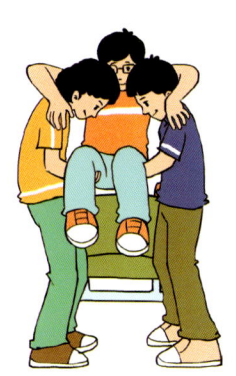

(3)一人协助伤友背对轮椅转移

①将轮椅锁住刹车,抬起脚踏板。在轮椅前方放一把小凳子。伤友双腿伸直坐在小凳子前的地面上,背对着小凳子,并确保轮椅的小轮朝前(前叉朝前)。

②护理人员蹲在伤友身体一侧靠后,从腰部或臀部支撑并抬起伤友。伤友将双手往后伸,撑在凳子上,用力撑起身体,上身和头部往前倾,抬起臀部,坐到凳子上;将双脚挪动靠近身体;再将双手放在后面的轮椅上,用力撑起身体,向上提升,抬起臀部,坐到轮椅的座位上。

如果可能,可以拿开凳子,直接从地面移动到轮椅座位上。

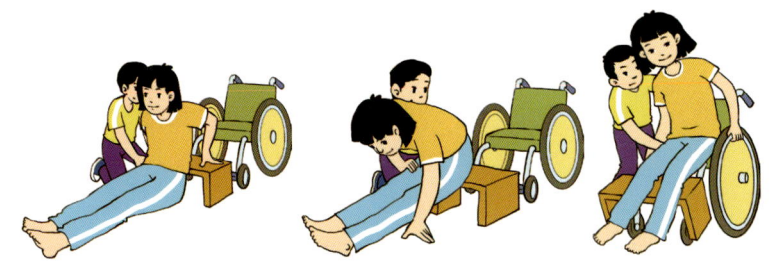

（4）一人协助伤友正对轮椅转移

①将轮椅锁住刹车，抬起脚踏板。并确保轮椅的小轮朝前（前叉朝前）。伤友两条腿弯曲，面朝轮椅坐在地面上。

②护理人员站在伤友身体的一侧，提住伤友的腰部或臀部。伤友两只手一前一后放在轮椅座位或扶手上，用力撑起身体。同时身体朝手在前面的那一侧转移。

③护理人员双手一直支撑着伤友，直到他安全坐到座位上。这时要迅速调整手的位置。

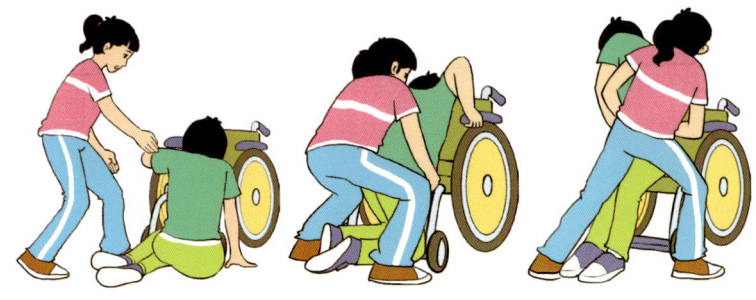

（5）一人协助伤友侧对轮椅转移

①将轮椅座位朝前，锁住刹车，抬起脚踏板，并确保轮椅小轮朝

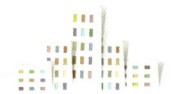

前（前叉朝前）。伤友双腿伸直，与轮椅成一定角度，坐在轮椅前的地面上。伤友将靠近轮椅一侧的手放在轮椅前架或座椅上，另一侧手放在靠近臀部的地上。护理人员位于伤友身后，从臀部或腰部提住伤友。

②伤友双手用力撑地，头部朝向与轮椅相反的方向，护理人员协助伤友将臀部移动到轮椅上。坐好后，伤友可将双手放在轮椅扶手上，撑起身体，再次调整姿势。

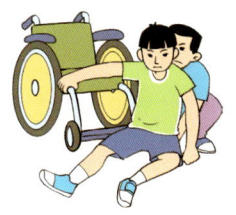 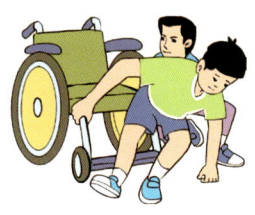 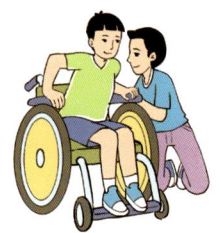

2. 独立从地面转移到轮椅

方法1

①将轮椅座位朝前，锁住刹车，并确保轮椅小轮朝前（前叉朝前），将脚踏板抬起。伤友可坐在一个垫子上或地上，背靠着轮椅。

②将身体靠在轮椅旁边，双手放在轮椅前的车架上，如图，使劲一撑，让臀部离开坐垫。当臀部与轮椅座椅齐平时，双肩前倾并低头，将臀部移到轮椅上。坐好后，再将双手放到轮椅扶手上，撑起身体，再次调整姿势。

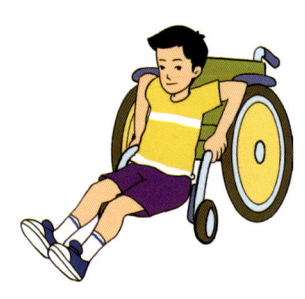
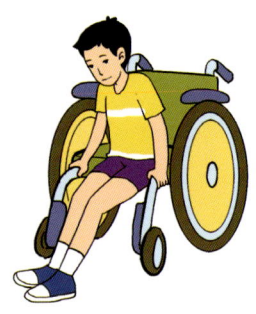

方法2

①将轮椅座位朝前,锁住刹车,并确保轮椅小轮朝前(前叉朝前),抬起脚踏板。伤友身体与轮椅成一定角度,坐在坐垫或地上。

②伤友将靠近轮椅一侧的手放在轮椅前架上,另一侧手放在靠近臀部的垫子或地上。双手使劲一撑,头部朝着远离轮椅的方向,臀部移动到轮椅上。

③坐好后,将双手放到轮椅扶手上,撑起身体,再次调整姿势。

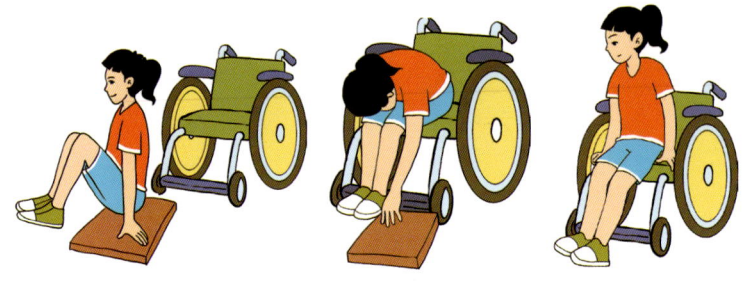

以上两种方法,如果伤友臂力够,可以不用垫子。

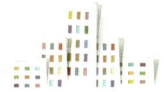

四、轮椅和浴缸之间的转移

1. 护理人员帮助下的转移

（1）站立旋转法

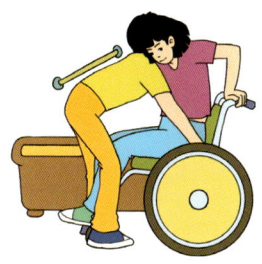

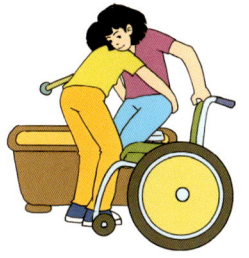

①将轮椅一侧成一定角度靠在浴缸上，锁住刹车。如轮椅扶手是可移动的，请将靠近浴缸的一侧副手移除。抬起轮椅脚踏，双脚平放于地上。在护理人员的帮助下，伤友移至轮椅前端。护理人员面对伤友，双膝夹紧并稳住伤友的双膝。

②护理人员弯曲双膝，并挺直腰的下半部。抓紧伤友的臀部。也可以使用毛巾作为吊带或挂带，将其放在伤友的臀部下方，并抓住毛巾的两侧，以抬起伤友。

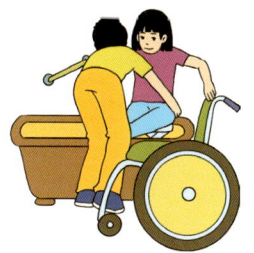

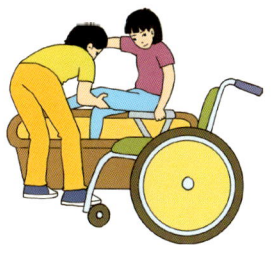

③伤友的手可以搭在护理人员的脖子上，或者一手扶轮椅，一手扶浴缸，数123，数到3时，护理人员将伤友拉到半站起的姿势，并旋转身体直至坐到浴缸边沿或浴凳上。

④护理人员帮助伤友把腿挪进浴缸。

（2）侧面进入法

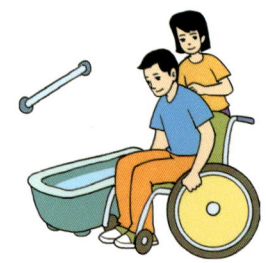 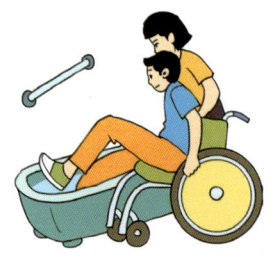

①将轮椅一侧成角度靠在浴缸上，锁住刹车。如轮椅扶手可移动，请将靠近浴缸的一侧移除。抬起轮椅脚踏，双脚平放于地上。伤友移至轮椅前端。

②伤友将双腿伸进浴缸里。

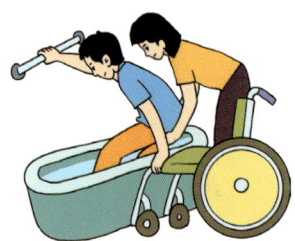 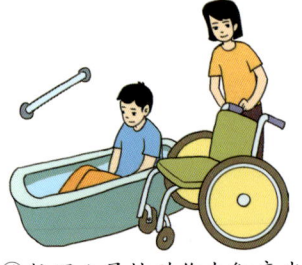

③伤友一只手抓住墙上的安全栏。将另一只手放在轮椅上或者浴缸的边缘。小心地将身体抬起，移动到浴缸边缘上方，然后慢慢放低身体进入浴缸。

④护理人员协助伤友彻底坐进浴缸，推走轮椅。

（3）正面进入法

①将轮椅正对着浴缸，离浴缸大概40厘米远，锁住刹车；移开脚踏板，伤友把脚放在地面上。

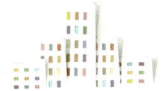

②将腿抬到浴缸上，搭在浴缸的边缘，这时松开刹车，将轮椅向前推，直到轮椅挨上浴缸边缘。

③臀部移到轮椅的边缘，一手扶住墙上的扶手或者浴缸边缘，另一只手扶住轮椅；双手使劲一撑，缓慢将身体移入浴缸内，护理人员可提住伤友的臀部或腰部，辅助转移。

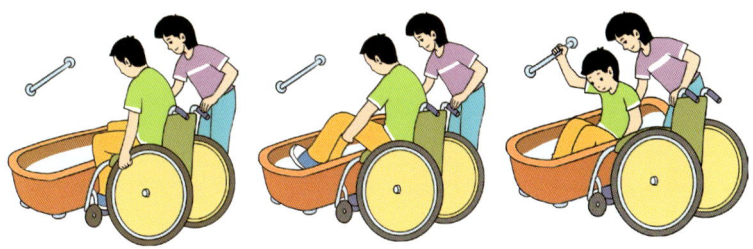

2. 独立进入浴缸

（1）正面进入法

①移动轮椅，将轮椅面对浴缸，轮椅与浴缸的距离约40厘米；锁住刹车，移开脚踏板，伤友将双脚放在地上。

②将双脚搭在浴缸边缘；松开刹车，将轮椅移近浴缸边缘，慢慢让双腿进入浴缸中，然后刹上刹车。

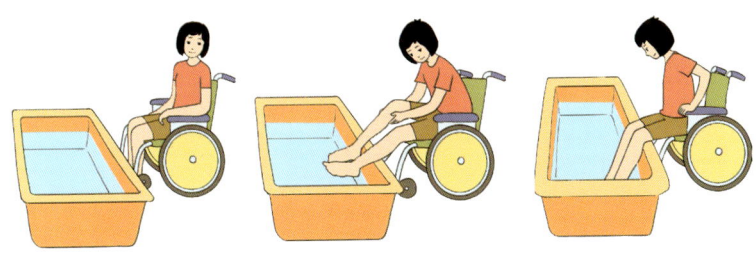

③将身体移动至座椅边缘,将转移板放在轮椅和浴缸内的座位之间。转移板两头应搭在臀部下方及浴缸座位上;抓住浴缸旁边的安全扶手,或抓住浴缸边缘,慢慢将身体通过转移板转移到浴缸内。

(2)侧面进入法

①让轮椅与浴缸边缘平行。先将靠浴缸那一侧的轮椅脚踏板移开,让轮椅尽量贴近浴缸,锁住刹车;伤友将双脚放在地上。

②将靠近浴缸那一侧的扶手移开,将转移板放在臀部下方及浴缸的边缘之间。先将最靠近浴缸的那条腿放在浴缸里。小心抬起自己的身体,坐在浴缸边缘。再将另一条腿放在浴缸内。

当使用以上两种方法时,如果伤友臂力够强,平衡性较好,可以不用转移板。

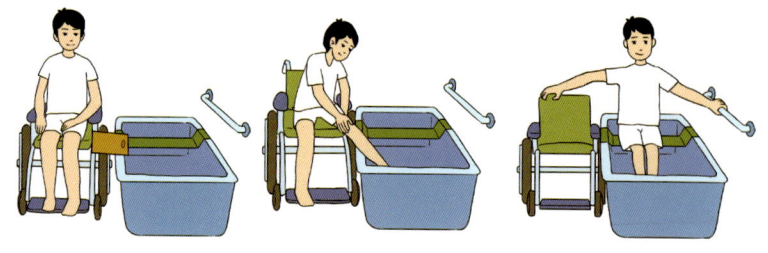

五、轮椅和汽车之间的转移

①打开车辆前门,将车座椅推到尽可能靠后的位置。将轮椅靠车身那一侧的脚踏板移开,将双脚放在另一只脚踏板上,然后让轮椅尽可能靠近车辆座位,锁住刹车。将双脚平放在地上,移开轮椅的另一只脚踏板。

②如果伤友腿部或者躯干没有出现痉挛,也可以采用另一种方

法，即把双脚直接放入车内，而不是先放在地上。将身体移到轮椅边缘处。移开扶手，将轮椅尽量靠近车身。

③将转移板搭在车辆和轮椅之间，将其放在臀部下方及车辆座位上。一只手放在轮椅上，另一只手放在车座椅上，或者拉住副驾上的拉环，如果是坐进驾驶位，可以扶住方向盘盘，双手一起使劲，低头将身体移入车内。

④坐好后，一次抬起一只脚放入车内；系好安全带。

如果伤友的臂力和平衡性较好，可以不用转移板。也可根据个人情况，抓住车棚顶部扶手或车顶借力，移入车内。

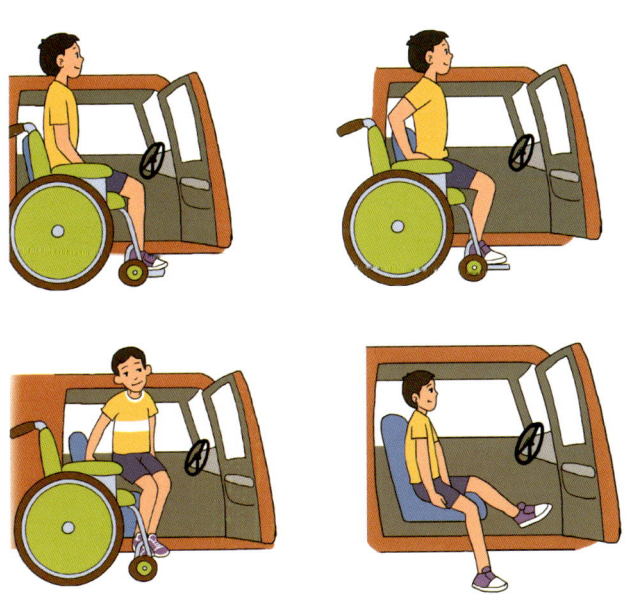

第七节　使用轮椅的技巧

一、自行使用轮椅

1. 对于仅有部分腕部功能的伤友

仅有部分腕部功能的伤友，可以借助手圈和轮椅外胎的摩擦力推动轮椅，但是地面必须平坦、无阻力。如果摩擦力不够或地面阻力过大，这类伤友的手部力量不足以完成推轮椅的动作。需要戴手套，防止推轮椅的时候被划伤。

2. 对于腕部和手部功能较好的伤友

（1）向前推和转弯

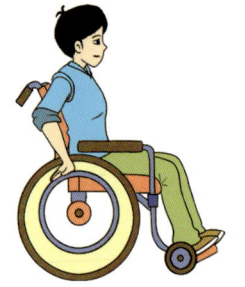
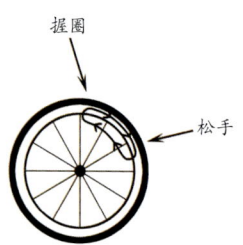

向前推：用双手手掌根部同时推动两侧的轮圈向前。

向右转：左轮圈向前推，右轮圈向后推（用右手掌摩擦右后轮内侧向后推）。向左转则相反。

（2）翘轮

就是前轮离地，在后轮上保持平衡。学会翘轮，遇到凹凸不平的路面就很容易通过了。

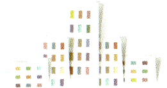

伤友可以在他人帮助下练习翘轮：

①系好安全带，抬起防翻杆。

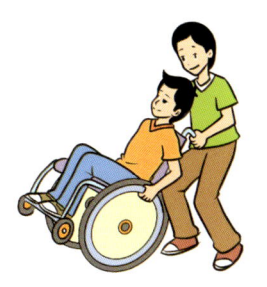
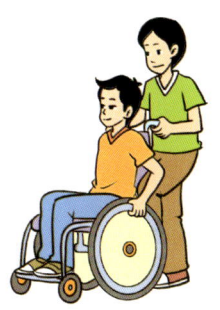

②协助者站在轮椅后面，用一只脚踩住防翻杆，双手向下压推把，使轮椅向后倾斜。

③倾斜轮椅，直到找到一个平衡点：协助者几乎不使力，伤友就可以很轻松地自己保持轮椅平衡。

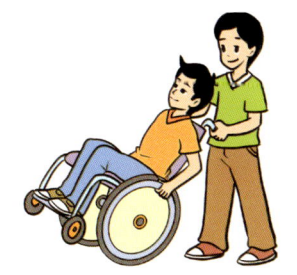
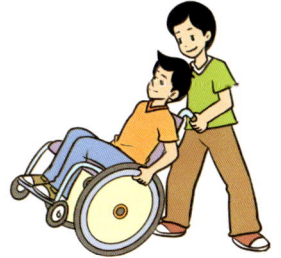

④然后保持在这个平衡点上，协助者可以松开轮椅，只在旁边保护。

然后，伤友就可以自己独立练习翘轮：

首先，把手放在手圈的正上方；向前推到刹车附近；向后拉直到轮轴的后方。然后快速向前推，低头弓背，后背顶住轮椅靠背，利用上身重心，找到翘轮的平衡点。

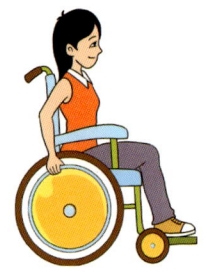 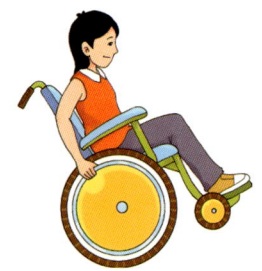

刚开始练习时必须有人在后面保护，防止轮椅后翻。如果不慎摔倒，一定要记得把头抵向胸前，这样可以防止头碰到地面受伤。并尽量用手臂挡住脸，防止膝盖碰伤脸部。

（3）轮椅上下斜坡

上斜坡时，身体向前倾以防后翻。下坡时，翘起前轮，双手控制好后轮的平衡和速度。

（4）轮椅上下台阶

①上台阶：先将前轮放到台阶上，然后身体向前倾，双手使劲向前滑动后轮。此动作适合每级高度低于10厘米的台阶。

②正面下台阶：翘起前轮，双手控制好后轮的平衡下台阶，此动作适合每级高度低于10厘米的台阶，如果要下两级以上的台阶，每级台阶的宽度应不低于35厘米。

③背面下台阶：轮椅背对台阶，身体向前趴，双手控制大轮慢慢向后，直至双大轮下移到台阶下，注意保持两轮水平，再慢慢让小轮下台阶，直至轮子全部着地。

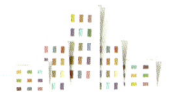

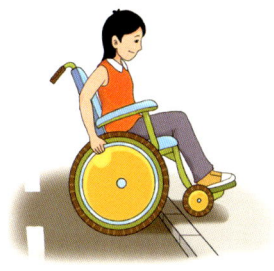
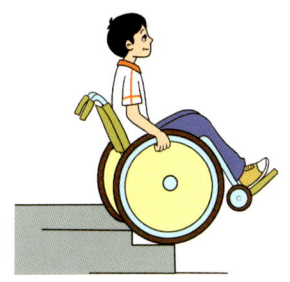

二、他人协助推轮椅上下台阶

1. 正面上台阶

轮椅面向台阶放好。协助者一只脚踩住防翻杆或仅向下压推把,使轮椅向后倾斜,先把前轮放到台阶上。然后扶住推把,用膝盖顶住轮椅,借助腿部力量把轮椅推到台阶上。

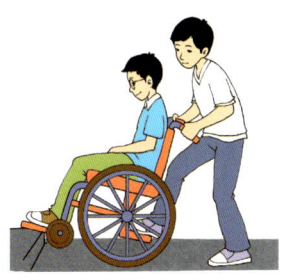

2. 背面上台阶

轮椅背对台阶放好。协助者用一只脚踩住防翻杆或仅向下压推把,使轮椅后仰到能保持平衡的角度。协助者的身体与轮椅靠在一起,保持力学的平衡,双脚缓慢挪动,直到找到合适的着力点。保持平衡,小心地把轮椅拉到台阶上。继续向后拉轮椅,直到前方有足够的空间放下前轮。

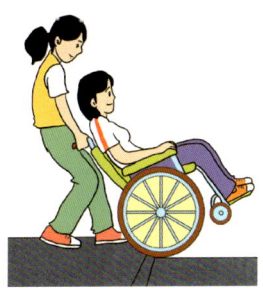

3. 背面下台阶

轮椅背对台阶放好,协助者用膝盖顶住轮椅靠背,缓慢地把轮椅后轮放到台阶下。注意要用腿部力量控制轮椅的下降速度。一只脚踩住防翻杆或用手向下压推把，使轮椅向后倾斜。最后把前轮放下台阶。

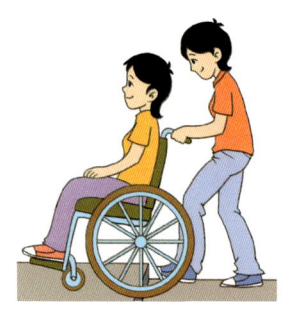
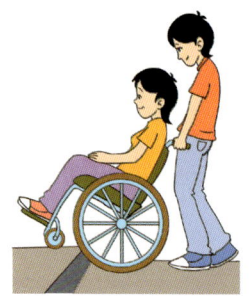

另一种方法是：当后轮放下台阶后，使轮椅保持向后倾斜，可以把轮椅转过来再放下前轮。

4. 正面下台阶

把轮椅前轮靠着台阶边缘放好；用一只脚踩住防翻杆或仅向下压推把，使轮椅后仰到平衡的角度；保持翘轮，协助者用身体控制平衡，慢慢把后轮放到台阶下；后轮落地后，解除翘轮状态，平稳地让前轮着地。

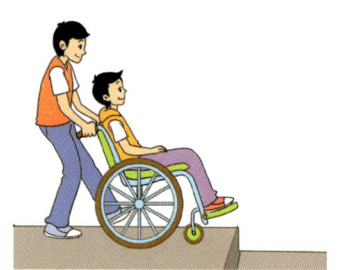
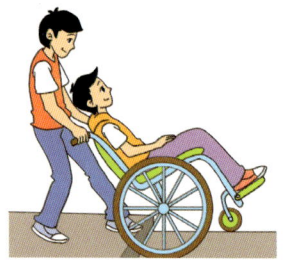

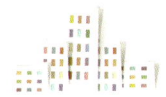

三、他人协助推轮椅上下楼梯

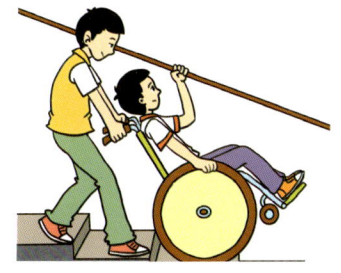

1. 一人协助上楼梯

协助者抓住推把,向后拉轮椅。伤友用一只手拉住楼梯扶手,另一只手向后划轮。如果伤友臂力很好,也可以独立完成这个动作。

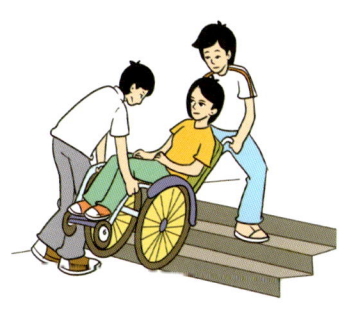

2. 两人协助上楼梯

轮椅背对台阶。两个协助者一人在前,一人在后,建议比较有力的人站在后面,一只脚在台阶上,一只脚在下。前面的人则抓住轮椅两侧的框架。如果是体积较大的轮椅,前面的人难以靠近轮椅框架,可以尝试先摘掉一边的脚踏板,把伤友的两脚放在另一边的脚踏板上,这样就可以靠近框架,方便使力了。

向后倾斜轮椅,使轮椅后仰到能保持平衡的角度。后面的人数1、2、3,数到3大家一起向上推一个台阶(重要提醒:在后面的人主要负责向上拉,在前面的人需要给轮椅施加向前的推力,而不是向上抬的力,来保证轮椅上台阶时的平衡),然后保持轮椅倾斜的平衡角度稍停一下,调整姿势,继续上一个台阶。到了最后一个台阶时,继续向前推轮椅,直到有足够空间放下前轮。

3.两人协助下楼梯

轮椅面向台阶。协助者的位置与上楼梯时相同。前面的人牢牢抓住轮椅的前框架,后面的人抓住推把(后面的人负责控制轮椅的下降,前面的人必须保持向前施力来使轮椅在台阶上保持平衡);后面的人用一只脚踩防翻杆或仅向下压推把,使轮椅向后倾斜,保持平衡。然后数1、2、3,数到3时一起把轮椅落下一个台阶;稍停一下,调整姿势。继续下一个台阶;到了最后一个台阶时,继续向前推轮椅,直到有足够的空间放下前轮。

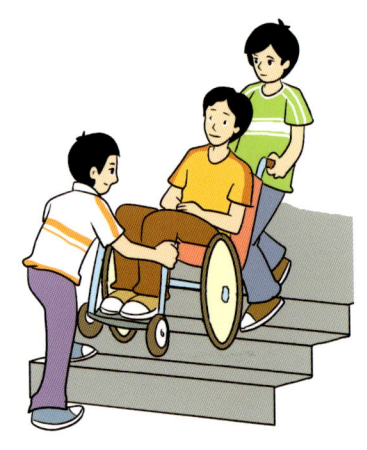

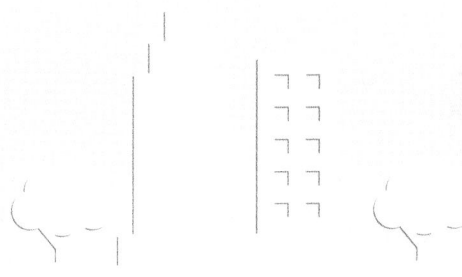

第三章
康复训练和心理调适

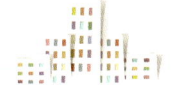

第一节 身体瘫痪部位的被动运动

一、为什么要进行被动运动

人的上下肢有其活动范围,所谓活动范围,指的是关节的活动度。伤友受伤以后再不能像原先那样运动,关节会逐渐变得僵硬、不灵活乃至变形。应在他人帮助下进行被动的关节运动,这样虽不能恢复受伤平面以下的肌肉力量,但可以减少由关节不活动造成的并发症。另外,多活动关节还能改善血液循环,预防血栓。

本节内容主要针对四肢瘫的伤友。

二、在轮椅上做上肢被动运动

1. 肩关节屈曲

护理员站在伤友身体一侧,把一只手搭在伤友的上臂上,另一只手抓住伤友的手腕,使其保持肘部伸直的状态,慢慢把伤友的手臂从前方举高,直到高于头顶,然后再移回身体前方。

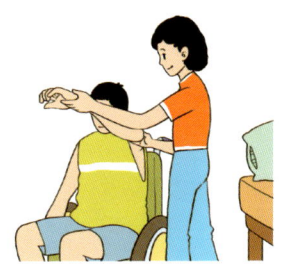 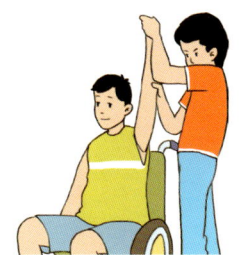

2. 肩关节外展

护理员站在伤友的后面。一只手搭在伤友的上臂上,另一只手抓住伤友的手腕,使其保持肘部伸直的状态。慢慢从侧面抬起伤友的手臂,当手臂与肩膀同高时,让他手掌向上,继续将手臂往上举到头顶处,然后再移动到侧面。

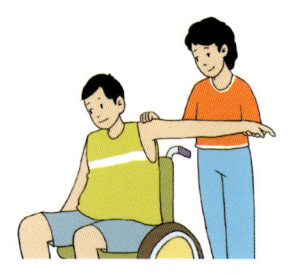
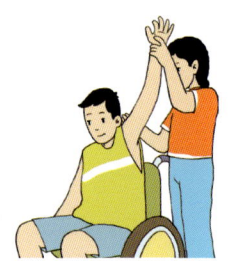

3. 肩关节水平外展

护理员站在伤友的后面。一只手握住伤友的上臂,另一只手扶住腕关节。慢慢从侧面抬起伤友的手臂直到与肩同高。弯曲伤友的下臂,同时向前推动上臂,直至他的手部碰到另一侧肩膀,然后慢慢移动他的手臂,放回身体侧面。

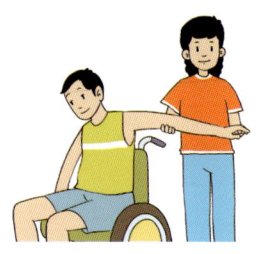
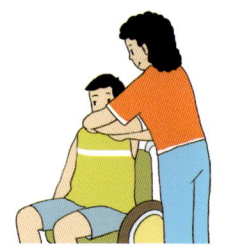

4. 肩部旋转

护理员站在伤友的侧面,一只手从下方托住伤友的上臂,另一只手扶住他的手腕。弯曲他的肘部,使下臂和上臂成90度角,同时保持

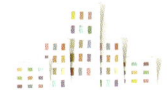

上臂与肩同高。最后将下臂从上端移动到下端。

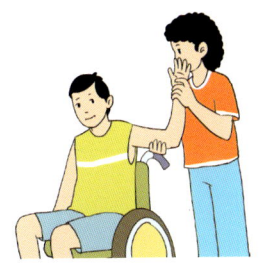
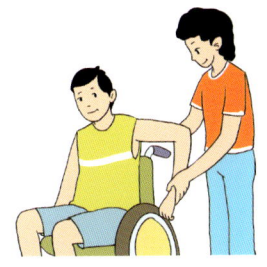

5. 肘关节屈伸

护理员一只手从下方托住伤友的上臂，另一只手扶住他的腕关节。弯曲肘关节，移动手腕至与肩同高处，然后伸直手臂。

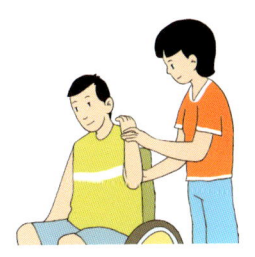
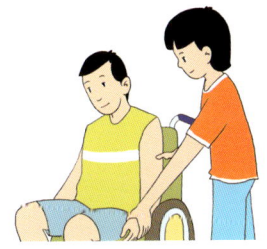

6. 前臂旋转

护理员扶住伤友肘部并弯曲，另一只手握住伤友的手转动手掌。

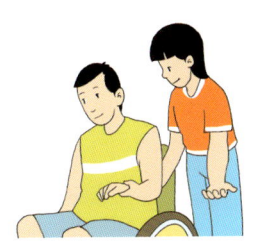
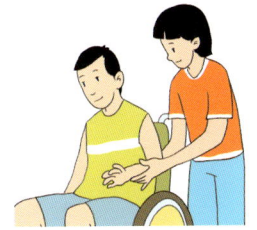

7. 手腕和手指屈伸

护理员一只手握住伤友的手腕,另一只手弯曲伤友的手指,并向后推手腕,然后向下拉伤友的手指并让手指伸直。

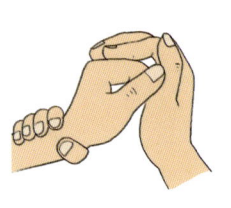 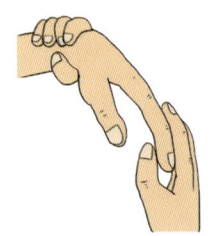

8. 大拇指运动

向外轻掰大拇指,使其远离食指。然后使大拇指、小拇指一起向手心弯曲,直至两者指尖相碰。

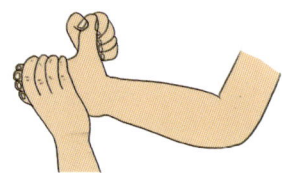 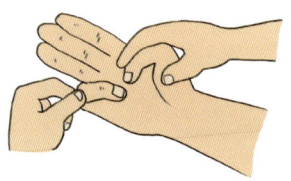

注意:每个活动每天做一次即可,每次10下。护理员要注意避免引起伤友的不适或者疼痛。一旦引起不适立刻停止。

三、在床上做上肢被动运动

1. 肩关节屈曲

护理员站在伤友的一侧,一只手扶着伤友的上臂,另一只手抓住手腕。向上抬起手臂直到最高点,然后向伤友的头部方向移动手臂,

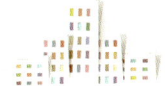

直到感觉肌肉紧张或者不舒服时，再把手臂移回到最高点。

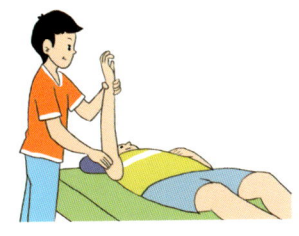
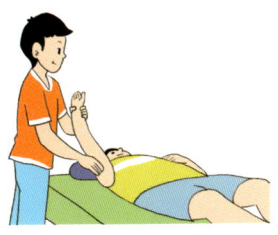

2. 肩关节外展

护理员站在伤友的侧面。把一只手放在靠近伤友肘部的地方，另一只手抓住手腕。将伤友的手臂向他的侧面最大限度地伸直，然后向头顶方向移动，如果离床头太近，可以先弯曲手臂。然后再移动到侧面。

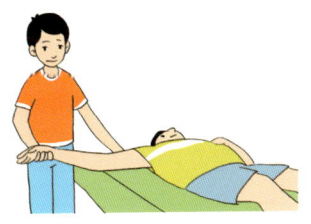
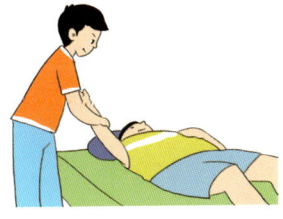

3. 肩关节水平外展

护理员站在伤友的侧面。把一只手放在伤友的上臂，另一只手扶住腕关节。慢慢从侧面抬起手臂直到与肩齐平。弯曲下臂，同时向上推动上臂，直至手部碰到另一侧肩膀，然后慢慢移动手臂回到侧面。

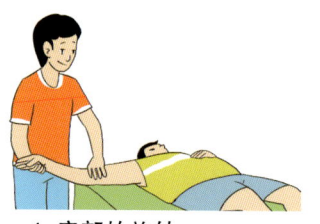 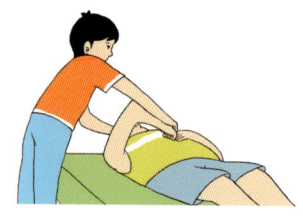

4. 肩部的旋转

护理员站在伤友的侧面，一只手放在伤友的上臂，另一只手扶住伤友的手腕。先把上臂移到与肩齐平处。然后弯曲肘部，使伤友下臂和上臂成90度角，只向下移动下臂，尽量使手掌碰到床，然后向上移动下臂，尽量使手背碰到床。如果碰不到床，也不要太勉强。

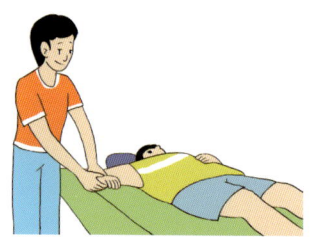 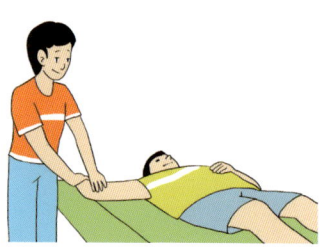

5. 肘关节屈伸

护理员一只手放在伤友的上臂，另一只手扶住腕关节。弯曲伤友的肘关节，移动他的手腕至与肩部齐平，然后帮他伸直手臂。

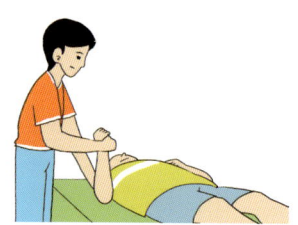 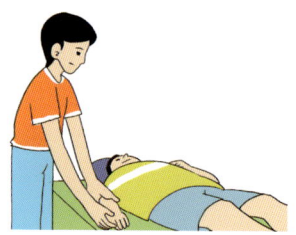

6. 前臂旋转

护理员弯曲伤友肘部抬起前臂，前后转动伤友的手掌。

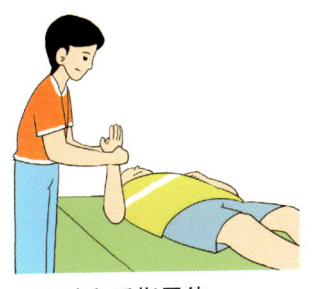
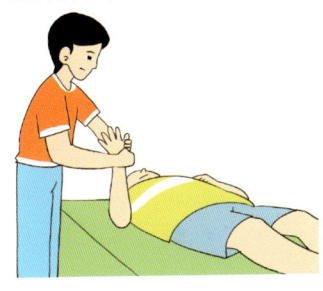

7. 手腕和手指屈伸

护理员一只手握住伤友的手腕，另一只手弯曲伤友的手指，并向手腕方向推动，然后向前拉手指并让手指伸直。

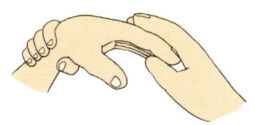
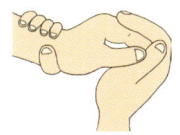

8. 大拇指运动

向外轻掰大拇指，使其远离食指。然后使大拇指、小拇指一起向手心弯曲，直至指尖相碰。再旋转大拇指。

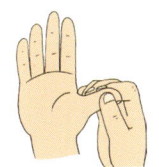
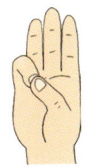
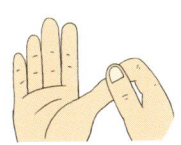

注意：每个活动每天做一次即可，每次10下。护理员要注意避免引起伤友的不适或者疼痛。一旦引起不适立刻停止。

四、在床上做下肢被动运动

1. 依靠他人帮助躺着活动

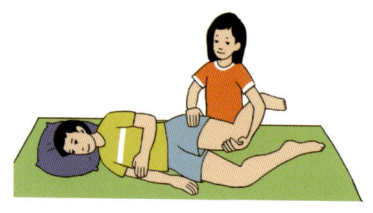

伤友背对着护理员。护理员一只手扶着伤友朝上那一侧的髋关节,另一只手托住伤友膝盖下方,向身前移动大腿,如果是刚受伤的患者,因为后背的手术部位还没长好,所以只能挪动到45度,如果后背手术部位已经确认长好了,可以移动到90度,然后再向后方移动。

2. 自己坐着运动

(1)髋关节和膝关节屈曲

伤友把手放在膝盖下方,抬起膝盖至与胸部同高,完成这个动作时身体可以靠着床。

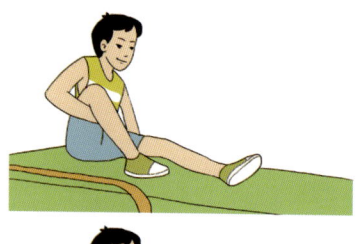

伤友把手放在胫骨上,尽量让膝盖靠近胸部。然后再向前方伸直腿。

(2)髋关节外旋

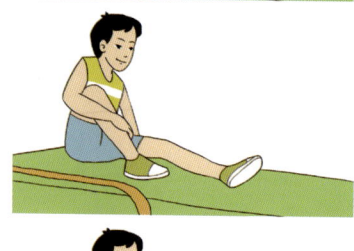

伤友把一条腿弯曲,然后慢慢向外侧压膝盖。这可以抻拉髋关节以及大腿内侧的肌肉。

(3)髋关节内旋

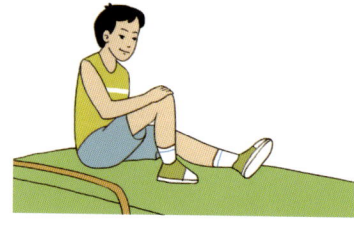

伤友把一条腿弯曲,然后慢

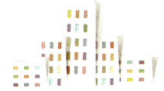

慢向内侧压膝盖，整个过程中脚和臀部都不能离开床。这可以抻拉髋关节以及大腿外侧的肌肉。

（4）踝关节背屈

方法1：伤友把一条腿放至髋关节外旋的位置，通过另一侧手臂支撑来稳定上身。同时另一侧的手把脚趾向膝盖处压。这可以抻拉脚踝以及小腿的肌肉。

方法2：这种方法要求伤友的脚腕可活动范围是120度。做之前最好让治疗师确认一下这个动作是否适合。伤友将腿伸直，身体向前趴。手抓住脚板，把脚趾朝膝盖的方向压。

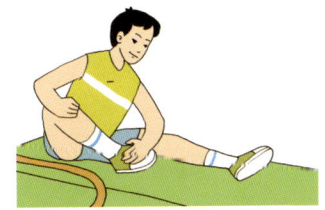
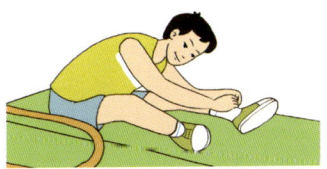

第二节　自己进行体能锻炼

伤友可参考以下内容，自己进行体能锻炼。自己进行体能锻炼时，应逐步提高强度，不要急于求成，以免受伤。

一、平板运动

1. 平推举哑铃

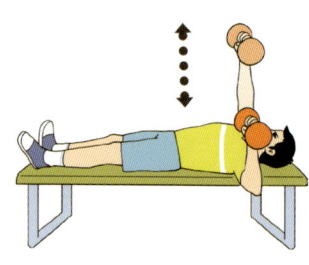

锻炼目的：增强肩前部和胸部的肌肉力量。

锻炼方法：伤友仰卧，肩部外展，肘部弯曲。把哑铃举过胸前，直到肘部伸直。

2. 仰卧用哑铃锻炼肘屈肌

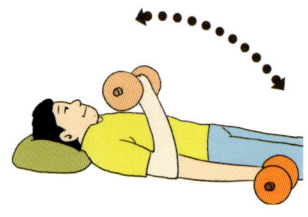

锻炼目的：增强二头肌的力量。

锻炼方法：仰卧位躺下，运动开始时，先用手握哑铃贴近身体放下，然后把手举起直到哑铃贴近肩膀。举起手时肘部必须贴近身体。

3. 仰卧用哑铃锻炼肩部屈肌

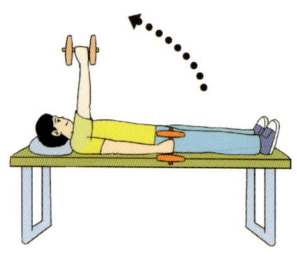

锻炼目的：增强肩膀前面的力量。

锻炼方法：仰卧位躺下，手持哑铃，运动开始时，手臂放在身体两侧，然后手臂上举，直到身体成90度角。注意手肘保持伸直。

4. 俯卧用哑铃锻炼肘伸肌

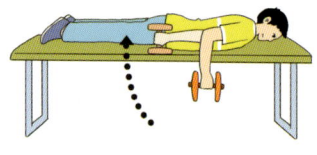

锻炼目的：强化三头肌。

锻炼方法：俯卧位躺下，手臂放在床的边缘。手持哑铃，以手肘为轴心向后方旋转上抬，直到手臂伸直并贴近身体。

5. 俯卧用哑铃锻炼肩部伸肌/屈肌

锻炼目的：强壮肩部前后肌群。

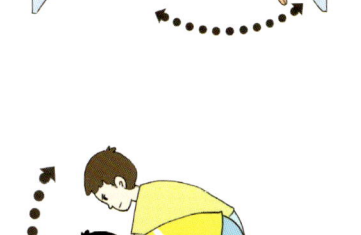

锻炼方法：俯卧位躺下，手臂置于床的边缘。手持哑铃向前抬举过头，再放回体侧，以此为一组动作。运动时确保肘部伸直。

6. 俯卧撑

锻炼目的：强化前肩部和胸部的肌肉。

锻炼方法：伤友在床或平台上练习用手臂做俯卧撑，俯卧撑时，用力使臀部抬升，离开平台。

提高难度：初学者可借用辅助器具来减少上肢承担的身体重量。随着水平提高，可以背上放有重物的背包，以提高运动强度。

7. 两个平台间的俯卧撑

锻炼目的：加强前肩部的肌肉力量。

锻炼方法：俯卧，双腿放在一个平台上，上肢放在另一个相对较低的平台上，用双手练习俯卧撑。放手的平台不能比放腿的平台低太多。

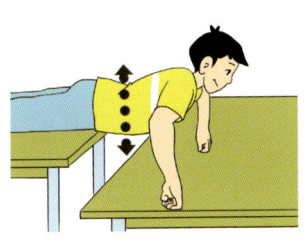

提高难度：随着能力的提高，可以

增加两个平台之间的落差。

注意：运动时手要一直保持握拳状态，避免指节皮肤磨损。

8. 腿伸直，通过双手支撑抬起躯干

锻炼目的：提高双手支撑并抬起身体的能力。

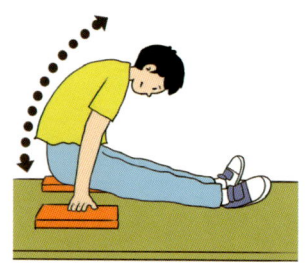

锻炼方法：伤友先坐在床上或一个平台上，上半身向前探，双腿伸直，双手向下压，胳膊伸直，臀部抬起。

提高难度：一开始双手靠近臀部两侧。随着水平的提高，双手可以离臀部更远一些。

注意：双手保持捏握动作。

9. 突击队式爬行

锻炼目的：增强肩膀前面肌肉的力量。

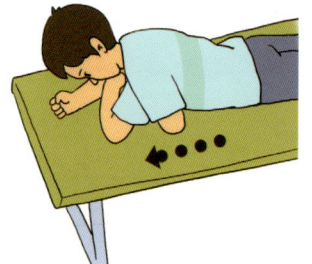

锻炼方法：俯卧，用手肘撑起上身，练习用手肘向前移动。

提高难度：换到比较光滑的爬行平面上锻炼，或在脚或小腿上系上重物，增大前进的阻力。

注意：保护手肘皮肤，可以使用护肘。锻炼期间注意防止导尿管弯曲阻塞。

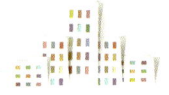

二、坐立运动

1. 锻炼肘伸肌

锻炼目的： 加强三头肌。

锻炼方法： 坐在轮椅上，手持哑铃高举过头，然后向后弯曲肘部90度。最后再将手臂高举过头，举手时肘部要伸直。

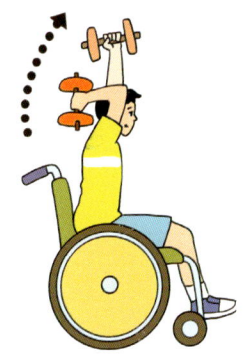

2. 锻炼肩部外旋肌

锻炼目的： 强壮肩部肌群。

锻炼方法： 坐在轮椅上，身体两侧，肘部弯曲，上臂与肩同高。手持哑铃、上臂以肘关节为轴心，向下转动指向地面，再抬起指向天花板，以此动作为一组。

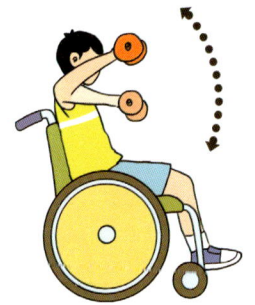

3. 锻炼肘屈肌

锻炼目的： 增强二头肌的力量。

锻炼方法： 坐在轮椅上，手持哑铃，胳膊自然放松下垂。慢慢抬起小臂直到贴近肩部，确保运动时肘部始终位于身体两侧。

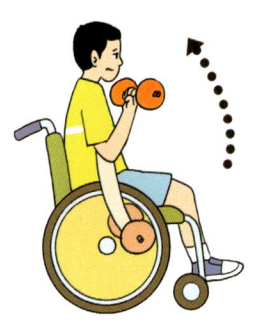

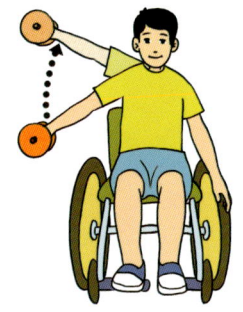

4. 锻炼肩部外展能力

锻炼目的： 锻炼肩膀侧面和肩头肌肉。

锻炼方法： 坐在轮椅上，手握哑铃，手臂下垂在身体旁。然后将手举过头顶，运动时肘部必须伸直。

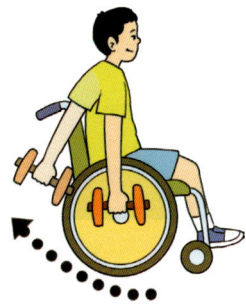

5. 锻炼肩部伸肌

锻炼目的： 锻炼肩膀后面的肌肉。

锻炼方法： 坐在轮椅上，手握哑铃，手臂下垂在身体旁。用力向后伸展肩部，运动时肘部必须伸直。

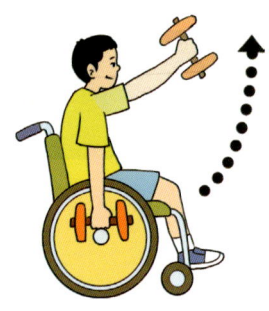

6. 锻炼肩部屈肌。

锻炼目的： 增加肩膀前面的肌肉力量。

锻炼方法： 坐在轮椅上，手握哑铃，手臂下垂在身体两侧。然后向前抬高，直到举过头顶，运动时手臂应保持在身体两侧，肘部必须伸直。

三、弹力带运动

锻炼前先检查轮椅,确定已刹车,并且轮椅不会向后倾倒。

锻炼目的1:增强肩部前方肌肉(肩屈肌)的力量。

锻炼方法:手拉弹力带,将手臂从身体侧面抬起,直至高过头顶,保持肘关节伸直,拉动方向为从下向上。

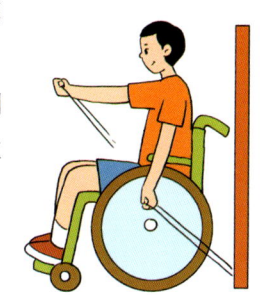

锻炼目的2:增强肩关节侧面和上方肌肉(肩外展肌)的力量。

锻炼方法:手拉弹力带,将手臂从身体侧面向外打开,保持肘关节伸直,拉动方向为从下向上。

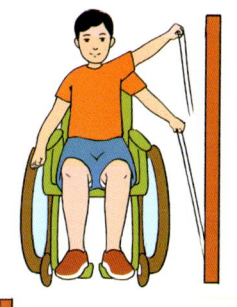

锻炼目的3:增强肩后部肌肉(肩伸肌)的力量。

锻炼方法:手拉弹力带,将手臂从伸直向前的位置移动到身体侧面,保持肘关节伸直,拉动方向为从上向下。

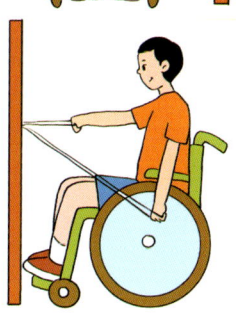

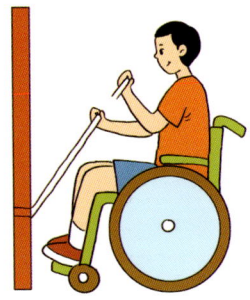

锻炼目的4:增强肱二头肌(屈肘肌)力量。

锻炼方法:手拉弹力带,肘关节从伸直到屈曲轮换,拉动方向为从下向上。

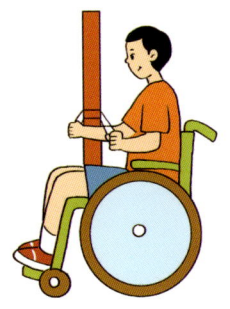

锻炼目的5:增强肩部肌肉(外旋肌)力量。

锻炼方法:远离弹力带的手臂一开始是肘关节弯曲、前臂靠近对侧胸部的状态,然后拉动弹力带移动到身体侧面,保持肘关节屈曲、紧贴身体侧面,拉动时前臂与肘关节等高。

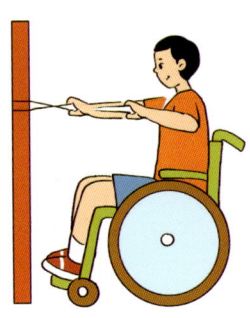

锻炼目的6:增强肩后部肌肉(肩伸肌)的力量。

锻炼方法:手拉弹力带,手臂从向前伸直的状态,转为肘关节屈曲、紧贴身体侧面,拉动时手臂与肩关节等高。

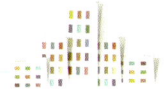

锻炼目的7：增强胸部前方肌肉（肩内收肌）的力量。

锻炼方法：手拉弹力带，从远离身体转为靠近身体，并保持肘关节伸直，拉动方向为从下向上。

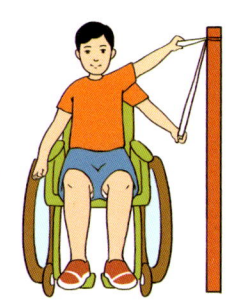

锻炼目的8：增强肩部肌肉（肩内旋肌）的力量。

锻炼方法：手拉弹力带，从肘关节屈曲、手远离胸部的状态开始，移动到靠近对侧胸部，锻炼过程中肘关节保持屈曲、紧贴身体侧面。

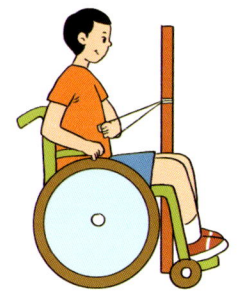

锻炼目的9：增强肩后部肌肉（肩水平外展肌）的力量。

锻炼方法：手拉弹力带，从跨过中线位置开始，移动到身体侧面，保持肘关节伸直，使拉动方向与肩关节高度一致。

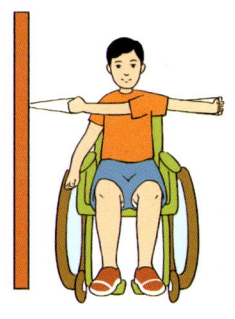

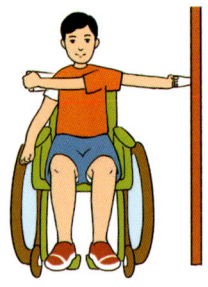

锻炼目的10：增强肩和胸部前方肌肉（肩水平内收肌）的力量。

锻炼方法：手拉弹力带，从远离身体侧面开始，横向移动到跨过身体中线，保持肘关节伸直，使拉动方向与肩关节高度一致。

第三节　轮椅运动

本节参考《轮椅非专业运动项目规则》，列出了脊髓损伤患者可以参与的集体运动，并标明了场地、器材和规则。既可作为休闲活动或游戏，也可展开竞赛。

一、男女混合轮椅篮球，定点投篮

（一）器材与场地

参与者用普通篮球，裁判员用哨子、秒表。

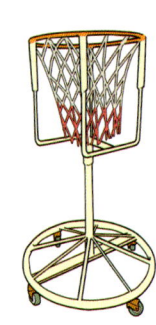

地面到篮筐的高度为1.2米，中间主杆的下部到篮筐的高度为1米，篮筐直径0.47米。

场地不限，选手以篮筐为圆心，距离篮筐3米处围成一圈，3.5米处再围成一圈。

（二）规则

1. 竞赛时均以大会准备的篮球为准。
2. 男女选手均于同一场地混合竞赛。

3. 竞赛时，男子选手于3.5米处进行投篮，女子选手于3米处进行投篮，均限制在5分钟内投完十个球，每进一球得一分。

4. 得分高者获胜（遇相同分数时，裁判记录表内先进分者为优胜）。

二、轮椅曲棍球

（一）器材

1. 场地布置：锥筒4个。

2. 参与者用：护具12套（包括头盔、护肘），篮球轮椅12台，曲棍球杆12根，曲棍球1个，蓝色绿色背心各6件。

3. 裁判员用：哨子，秒表。

（二）场地

1. 场地要求：地面光滑，场地一圈要带边界防护墙，场地四个边角为圆弧角。

2. 场地尺寸：宽30米，长61米。

（三）规则

1. 比赛全程90分钟，分为两局，每局45分钟，局间休息15分钟。

2. 每队可有6名队员上场比赛，其中包括1名守门员，共有12人在赛场上。

3. 由于轮椅的划行速度快，同时会导致队员们合理的冲撞，因而场上争夺激烈，体力消耗很大，所以需要几分钟甚至几十分钟就更换一次场上队员。

4. 把球用球杆射入对方球门内为射中一球，得1分。进攻的一方若将球用身体或轮椅撞入、扔入、用手打入，则不算射中。

5. 比赛场地属于封闭场地，所以没有界线，只要把球打入对方球门即可得分。

三、轮椅地板滚球

（一）器材

1. 场地布置：胶带。

2. 参与者用：包括6个红色球、6个蓝色球和一个白色目标球的硬地滚球。

3. 裁判员用：哨子、乒乓球拍/卷尺。

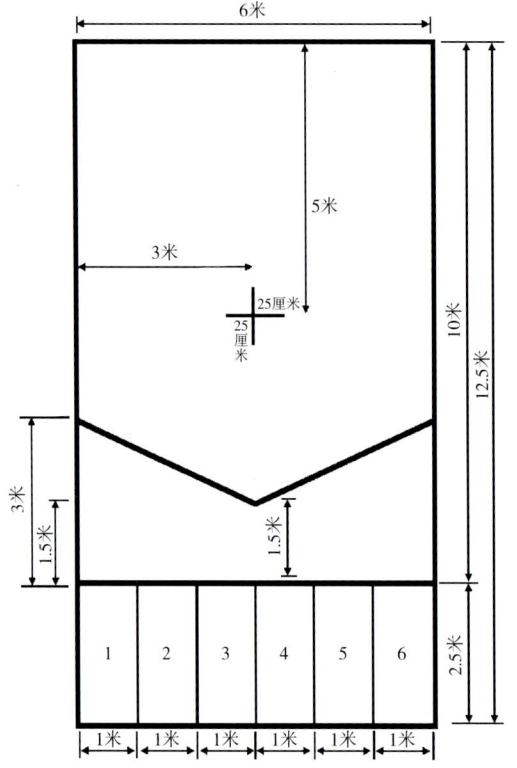

（二）场地

1. 要求：比赛场地为表面平坦光滑的木地板或塑胶，室内场馆。

2. 尺寸：6米×12.5米，如图。

（三）规则

1. 比赛分为AB两队，每队3位队员各投2个球，进行团体赛。

2. 通过比赛形式决定哪个队先掷球。

3. 赢队（假设A队）第一人将目标色球丢至前方（需过第一条白线），再掷出第一颗滚球，离目标色球越近越好。

4. 换另一队（假设B队）第一人掷球，以比A队的滚球离目标色球更近为目的。

5. 如B队掷出球比A队更接近目标色球，则换A队掷球，如未能比A队更接近目标色球，则仍由B队继续掷球。

6. 依此类推，两队要依序掷完手中滚球，则本局结束。

7. 比赛3局，累计得分最高的队获胜。

8. 单局分数计算。

哪一方的球更接近目标色球，然后再看这一方还有多少个球比对方更接近目标色球，每有一个这样的球，得1分。

9. 加时赛

一场比赛结束后，双方的总分相同，则加赛一节来定胜败，形式如下：

运动员位置不变，裁判把目标球放在场地中间的"十"字标记上，然后以某种形式来决定哪一方先发球，余下比赛程序与之前相同。

四、电动轮椅、手动轮椅同心协力障碍赛

（一）器材

1.场地布置：坡道、S型弯路、2个锥筒。

2.裁判员用：哨子。

（二）场地

1. 要求：地面光滑。

2. 场地布置及尺寸：如下图。

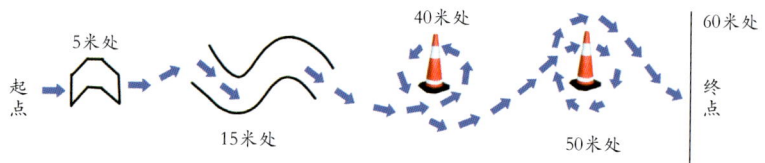

（三）规则

1. 二人一组（一部电动轮椅，一部手动轮椅，男女不限）。

2. 电动轮椅在前，手动轮椅在后，后者一手抓住前面的电动轮椅的后手把，另一手操作自己的轮椅前行，过程中两辆轮椅不可分开，分开者加计3秒（分开时裁判鸣哨，在后的选手应立即停在分开时的位置不动，在前的选手操作轮椅退回，待同组选手抓住后手把，再继续前行）。

3. 经过S弯时或椎筒时，如果碰到障碍物，则加计3秒。

4. 选手听到哨音后出发，以选手组里在后的选手完全通过终点为结束，耗时最少的小组为优胜。

5. 抽签安排跑道，每次开赛，所有选手组同时进行。

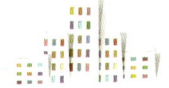

第四节 心理调适

脊髓损伤不仅给伤友造成行动和感觉上的障碍，如排便、呼吸障碍，自主神经异常反射等，还会带来巨大的心理打击，是一般人难以体会的。脊髓损伤者在受伤初期往往会茫然失措，以下的介绍能在心理调适方面提供一点帮助。

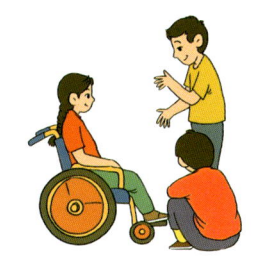

一、脊髓损伤后的常见心理状态

（1）震惊。伤友脊髓损伤后，受伤部位以下感觉丧失、肢体不听使唤、大小便无法控制等，原来熟悉的身体一下子变得陌生，并且对自己所面临的状况不是特别清楚。伤友常常会想"为什么是我""我为什么这么倒霉"。

（2）否认。伤友拒绝承认发生在自己身上的事情，不相信任何人的话，不承认可能面临的终身残疾。同时，拼命收集各种治疗信息，尝试各种中医、西医、偏方等等，相信自己总有一天一定会好起来。

（3）愤怒。随着医学康复过程的展开，伤友逐渐意识到目前的状态和未来要面临的种种困难。开始对发生在自己身上的事情感到生气，觉得不公平；因为不能再工作、运动或照顾家人而生气，怨恨那些没有瘫痪的人。通常会把怒气发泄在家人或周围的人身上，有时候会发泄到自己身上。

（4）焦虑。伤友担心脊髓损伤将会严重影响自己的生活以及自己与家人和朋友的关系，不知道未来该如何生活，并为此感到焦虑和害怕，有的伤友开始自责及后悔。

（5）抑郁。伤友意识到伤情的严重性，开始感到绝望；不想和任何人说话；拒绝一切关心和各种治疗手段，开始自暴自弃，严重者甚至有自杀倾向或行为。

（6）适应。大部分的伤友在经过一系列的心理变化和内心挣扎后，最终会接受自身现状，面对现实，出现良好的心理改变，开始寻求积极的解决方式，重新开始家庭生活与工作。

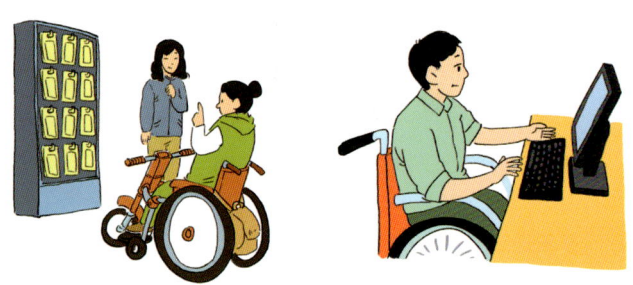

二、学会管理自己的情绪

在脊髓损伤后最初的几个月里，伤友可能会出现上文提到的一些情绪问题，这都是很正常的。情绪问题可能出现一种，也可能同时出现好几种。可以说是处于一种应激的状态。应激反应分为惊觉、阻抗、衰竭三个阶段。在阻抗阶段如果没有及时调整状态，就会出现持续的过度创伤，如果到了最后的衰竭阶段，患者可能会采取不恰当的防御方式，如妄想、幻觉、暴力行为、冷漠、精神恍惚甚至死亡。以下这些方法可以帮助伤友管理自己的情绪，尽早脱离应激状态：

（1）在创伤初期，可以拨打心理援助热线来接受短期的危机干预。北京市心理援助热线专注于危机干预，座机用户可拨打800-810-1117，手机用户可拨打010-82951332。

（2）在其他任何阶段，伤友只要有需要，就可以求助于专业的心理治疗、心理咨询服务。例如：可拨打12385北京市残疾人心理健康热线，该热线免费向残障人士提供心理咨询服务；也可遵照医嘱服用改善情绪的药物。

（3）尽可能多地了解脊髓损伤的知识。

（4）接受损伤的诊断以及自己的身体障碍。

（5）多与家人、朋友、康复服务人员、其他脊髓损伤伤友沟通，说出自己的感受，一定不要隐瞒，实话实说。

（6）自己的事情尽量自己完成，并且保持身心活跃。做喜欢做的事情，多尝试新鲜事物。

（7）做出继续生活的决定。

三、学会与他人坦诚交往

在社交方面，脊髓损伤患者如何应对他人的异常态度，是一大难题。有些人会一直盯着脊髓损伤患者看，有些人在交往时会有困难或表现得很尴尬。也有一些人虽然愿意提供帮助，却表现得高人一等。有时遇到天真不懂事的孩子，孩子可能会问出令患者尴尬的问题。

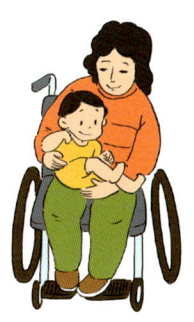

这个时候，首先要学会换位思考，伤友们请

先想想自己在受伤前，遇到坐轮椅的人是什么样的反应。这样就会发现，其他人对自己的态度会有些不同是很正常的，大可坦然面对。并且，也不必觉得自己坐轮椅很尴尬，要学会坐在轮椅上与他人正常交往，用自信的态度表明自己受伤后依然可以独立乐观地面对生活。

　　脊髓损伤之后，伤友与家人、朋友的关系可能会变得更紧密。越是亲近的人，越容易理解伤友的感受。家人、朋友会特别担心伤友康复回家后该如何面对生活，甚至可能过度保护。这时就需要加强彼此的交流和沟通，坦诚说出担心和顾虑，互相支持体谅，一起慢慢习惯脊髓损伤后的新生活。